皮肤病病例精粹

从临床到病理 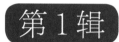 第1辑

Special Cases Collection of Dermatoses

主　编　常建民

副主编　涂　平　廖文俊　陈柳青　曹双林

主　审　李恒进　李若瑜　王宝玺

 北京大学医学出版社

图书在版编目（CIP）数据

皮肤病病例精粹：从临床到病理 / 常建民主编. —

北京：北京大学医学出版社，2020.8

ISBN 978-7-5659-2206-0

Ⅰ. ①皮… Ⅱ. ①常… Ⅲ. ①皮肤病—病案 Ⅳ.

①R751

中国版本图书馆 CIP 数据核字（2020）第 097230 号

皮肤病病例精粹——从临床到病理（第 1 辑）

主　　编：常建民

出版发行：北京大学医学出版社

地　　址：（100083）北京市海淀区学院路 38 号　北京大学医学部院内

电　　话：发行部 010-82802230；图书邮购 010-82802495

网　　址：http：//www.pumpress.com.cn

E - m a i l：booksale@bjmu.edu.cn

印　　刷：北京金康利印刷有限公司

经　　销：新华书店

责任编辑：王智敏　　责任校对：靳新强　　责任印制：李　啸

开　　本：787 mm×1092 mm　1/16　　印张：17　　字数：420 千字

版　　次：2020 年 8 月第 1 版　2020 年 8 月第 1 次印刷

书　　号：ISBN 978-7-5659-2206-0

定　　价：139.00 元

主编简介

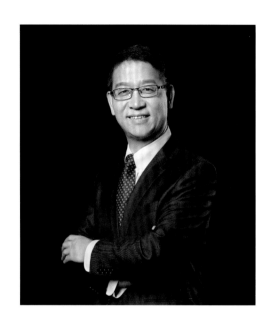

  常建民，生于内蒙古赤峰市喀喇沁旗，主任医师，医学博士。北京医院皮肤科主任，北京大学医学部教授，北京大学皮肤性病学系副主任，北京协和医学院博士研究生导师，中国医师协会皮肤科医师分会常委，中国医师协会皮肤科医师分会皮肤病理专业委员会主任委员，中国医疗保健国际交流促进会皮肤科分会副主任委员，北京医学会皮肤性病学分会副主任委员，北京市政协委员。1988年考入北京医科大学（现北京大学医学部），1997年毕业获医学博士学位。2005年晋升为主任医师。2001年至2003年在英国卡迪夫大学医学院作访问学者，2016年12月至2017年3月在美国加州大学洛杉矶分校（UCLA）作访问学者。2011年被中国医师协会皮肤科医师分会评为优秀中青年医师，2012年被评为北京市优秀中青年医师。担任《中华皮肤科杂志》《临床皮肤科杂志》、*British Journal of Dermatology*、*International Journal of Dermatology and Venerology*等杂志编委，*British Journal of Dermatology*中文版常务副主编。已经在皮肤病专业国内外核心杂志上发表论文350余篇。主编《皮肤病理入门图谱》《皮肤黑素细胞肿瘤病理图谱》《皮肤附属器肿瘤病理图谱》《色素增加性皮肤病》《色素减退性皮肤病》《色素性皮肤病临床及病理图谱》《女性外阴疾病》等专著。重点专业领域：白癜风及其他色素性皮肤病，女性外阴性皮肤病，皮肤病理诊断。

编者名单

主　　编：常建民

副 主 编：涂　平　廖文俊　陈柳青　曹双林

编写秘书：刘　琬

主　　审：李恒进　李若瑜　王宝玺

参编单位及人员（以正文单位出现先后为序）

北京大学第一医院皮肤科　孙婧茹　涂　平　汪　旸

北京大学人民医院皮肤科　王　晨　陈　雪

重庆医科大学附属第一医院皮肤科　方　圣

陆军军医大学第一附属医院皮肤科　游　弋

北京医院皮肤科　韩　玉　张　航　张秋鹂　刘　琬　孙凯律　常建民

空军军医大学西京皮肤医院　廖文俊

中国医科大学附属第一医院皮肤科　郑　松

首都医科大学附属北京朝阳医院皮肤科　冉立伟

解放军总医院皮肤科　巴　伟　赵梓纲　李承新

中国医学科学院皮肤病医院　姜祎群　张　莹　陈　浩　张　韡　杨欣欣
　　　　　　　　　　　　　刘　杏　孙建方

山东省皮肤病医院　陈声利

杭州市第三人民医院　赖来桂　沈　宏

浙江大学医学院附属第二医院皮肤科　李欣欣　满孝勇　蔡绥勍

山东大学齐鲁医院皮肤科　王玉坤　郭淑兰　李昕雨

北京协和医院皮肤科　渠　涛

首都儿科研究所皮肤科　邓　维　高　莹

深圳市人民医院皮肤科　党　林

上海交通大学医学院附属新华医院皮肤科　韦若蕖　余　红　姚志荣

临沂市人民医院皮肤科　陈洪晓

吉林大学第二医院皮肤科　金仙花　夏建新

首都医科大学附属北京儿童医院皮肤科　张　斌　马　琳

同济大学附属皮肤病医院/上海市皮肤病医院　徐明圆　吴南辉　鲁　丹　刘业强

中日友好医院皮肤科　王　英　李思彤　郑占才

四川大学华西医院皮肤性病科　王婷婷　王　琳

华中科技大学同济医学院附属协和医院皮肤科　陈思远　黄长征

武汉市第一医院皮肤科　吕梦琦　苏　飞　陈柳青

昆明医科大学第一附属医院皮肤科　陈凤娟　刘彤云

上海交通大学医学院附属新华医院皮肤科　陈嘉雯　余　红

江苏省中医院皮肤科　薛燕宁　闵仲生

序

在日常皮肤病诊疗过程中，皮肤病理学有着举足轻重的地位。一位从事皮肤科学专业的医生，掌握皮肤病理是基本功、是必修课。

为帮助皮肤科医师尤其是基层和青年医师，提高皮肤病理诊断水平，由中国医师协会皮肤科医师分会（CDA）皮肤病理专业委员会主任委员常建民教授任主编、全体专委会委员参与编写的《皮肤病病例精粹——从临床到病理》即将出版发行。这是继CDA青年委员会去年编写出版《简明皮肤病诊疗手册》后，由CDA编写的又一部服务临床医师的专业参考书。本书打破常规，视角独特，以一个具体疾病为线索，结合临床阐述疾病的皮肤病理学特点，不失为一部临床医师实用的临床皮肤病理学参考书。本书的编者汇集全国皮肤病理学界精英，所选病例来自全国各大医院，真乃"精粹"也！这也是为本书增色添彩的一大特点。

本书主编常建民教授长期致力于皮肤病学研究，尤其在皮肤病理学方面造诣颇深。常教授一贯积极投身临床教学和基层医师培训工作，令我印象深刻。CDA自成立之日起，始终以"为临床医生服务，提高医师诊疗技能"为己任，这一理念贯穿于所有分会工作之中。常教授出任CDA皮肤病理专业委员会主任委员以来，率领专委会坚持CDA"面向基层，贴近临床"为医生服务的方针和理念，开展了大量卓有成效的工作。皮肤病理专业委员会也是目前CDA 17个专业委员会中开展工作最活跃的专委会之一，此书的出版即是践行"服务临床，服务医生"的最好印证。特别感谢本书所有编者们的辛勤付出！

此次出版的《皮肤病病例精粹——从临床到病理》还只是第1辑，希望编者们坚持下去，出版到50辑、100辑……使之成为中国皮肤科学经典系列参考书！中国是人口大国，有丰富的皮肤病资源，中国皮肤科人理应为世界皮肤病学发展、为人类健康做出自己的贡献！成功的道路上并不拥挤，唯有坚持，才能到达胜利的彼岸！

建议编者从第2辑开始，在书后附件中设置符合国际疾病分类标准的检索条目，便于读者使用。

中国医师协会皮肤科医师分会会长

2020.7.5 于海南清水湾

前　言

皮肤病理学对于临床皮肤科医生十分重要。如果对皮肤病理学知之甚少，很难成为一名合格的临床皮肤科医生。

自2018年本人担任中国医师协会皮肤科医师分会（CDA）皮肤病理专业委员会主任委员后，我一直在想为我国皮肤科医生做点什么有意义的事情。如今皮肤美容学及激光医学风起云涌，很多年轻的皮肤科医生投身这个大潮中，忽视了经典皮肤科知识的学习，对皮肤病理知识的学习尤其不够。

中国幅员辽阔，人口众多，疾病资源丰富，每年都有很多非常有价值的病例出现。这些病例如同一颗颗闪闪发光的宝石，分散于全国各地。如果我们把一颗颗珍贵的宝石拾起来，收集在一起，呈现给大家，对大家临床水平的提高肯定大有裨益。这就是本人组织CDA皮肤病理专业委员会委员们编写该书的初衷。

本书病例入选的原则有二：病理特征典型；临床及病理图片质量上乘。非常感谢国内同行尤其是部分CDA皮肤病理专业委员会委员参与了本书的编写。

希望该书对皮肤科医生尤其是青年医生学习皮肤病理有一点点的帮助。

书中错误之处敬望大家指正。

常建民
北京医院皮肤科
2020 年春

目　录

恶性梅毒
malignant syphilis

| 临床资料 |

◎ 患者，男性，23岁。

◎ 全身多发溃疡伴间断发热2个月。

◎ 患者2个月前无明显诱因出现间断发热（最高39℃），躯干多发红色米粒大小皮疹，部分伴水疱。

◎ 后皮疹中央破溃，蔓延至面部、躯干、四肢，偶有烧灼感，不伴明显痛痒。

◎ 就诊前曾服用过莫西沙星（拜复乐）0.4 g/d，发热已控制，但皮疹无明显好转。

◎ 4年前曾感染人类免疫缺陷病毒（HIV），未在疾控中心规律随访。

◎ 系统检查：颈部及腋下淋巴结肿大，其余未见特殊。

◎ 皮肤科检查：面部、躯干、四肢可见多发中央坏死性斑块，表覆焦痂，斑块周边略微隆起，外周红晕。面部少量红色丘疹。

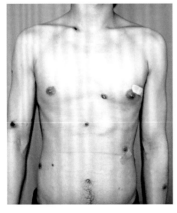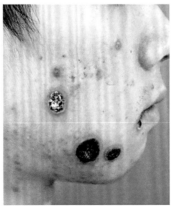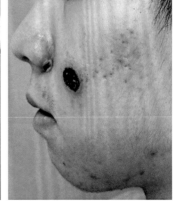

▲ 临床特征：面部、躯干、四肢可见多发中央坏死性斑块，表覆焦痂，斑块周边略微隆起，外周红晕。面部少量红色丘疹

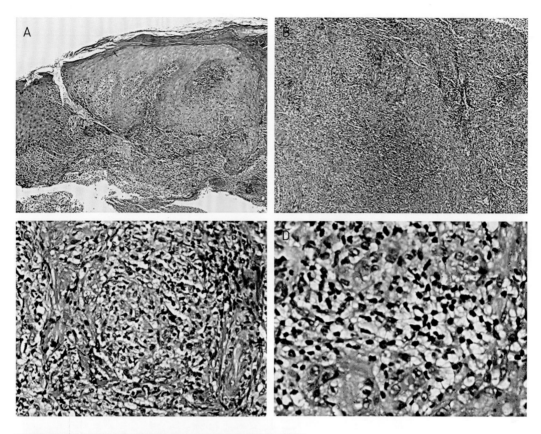

▲ 病理学特征（A~D）：表皮溃疡，伴假上皮瘤样增生，真皮内大量淋巴细胞、组织细胞浸润，可见少量浆细胞，部分血管壁纤维素样变性

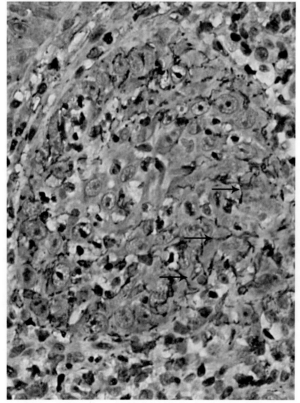

◀ 病理学特征：梅毒螺旋体抗体免疫组化染色阳性（箭头所指）

｜ 临床要点 ｜

▶ 恶性梅毒（malignant syphilis）是二期梅毒的罕见类型。

▶ 一般发生于感染后的6周到1年，主要表现为发热、乏力、淋巴结肿大等前驱症状。

▶ 临床特征为快速进展的中央坏死性斑块伴隆起性边缘。

▶ 多累及躯干和四肢。

▶ 恶性梅毒的出现多与HIV感染密切相关，HIV的感染可增加罹患恶性梅毒风险60倍，尤其是CD4$^+$T细胞低于400/μl时。

▶ 组织病理不特异，可见真皮大量混合炎症细胞浸润，多为淋巴细胞、组织细胞、浆细胞、中性粒细胞。

（北京大学第一医院皮肤性病科　孙婧茹　涂平　汪旸）

病
例 **2** ── 非结核分枝杆菌病
non-tuberculous mycrobacterial disease

| 临床资料 |

◎ 患者，女性，44岁。

◎ 左上肢皮疹2个月。

◎ 患者2个月前无诱因出现左手中指远端指间关节红色丘疹，伴脓性分泌物，破溃后疼痛。

◎ 7周前左前臂出现红色丘疹，1周前破溃疼痛。

◎ 系统检查：未见明显异常。

◎ 皮肤科检查：左前臂、左上臂多发暗红色丘疹、结节，皮温略高，有压痛，皮损呈线状分布。左前臂一黄豆大小溃疡，上有脓性分泌物。

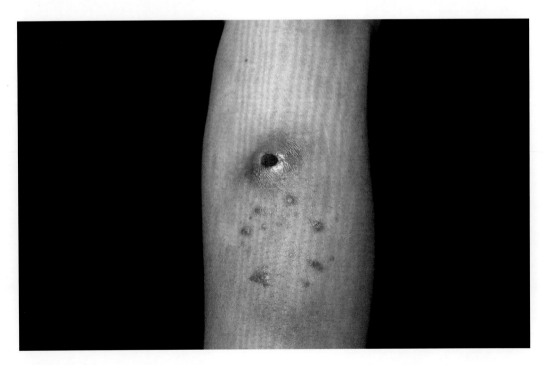

▲ 临床特征：左前臂多发暗红色丘疹、结节，可见一黄豆大小溃疡

4

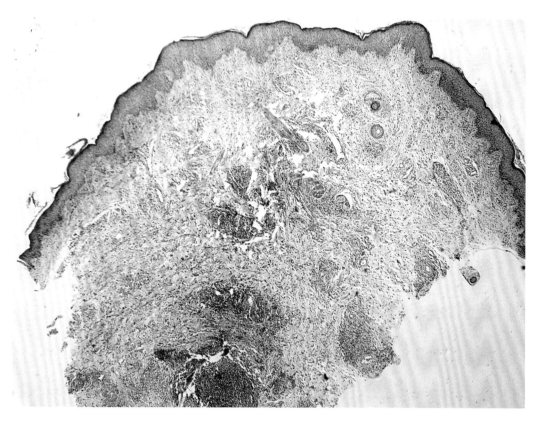

▲ 病理学特征：表皮轻度角化过度，局灶性棘层增厚，真皮内弥漫的肉芽肿性炎症浸润

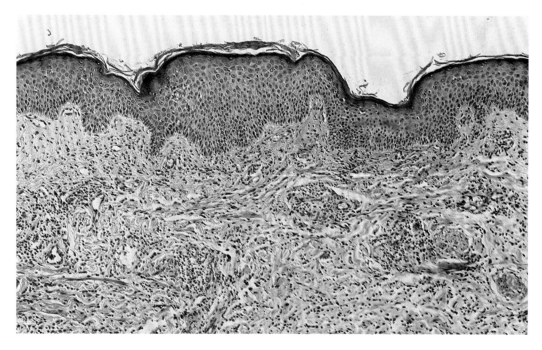

▲ 病理学特征：表皮轻度角化过度，局灶性棘层增厚，真皮内弥漫的肉芽肿性炎症浸润

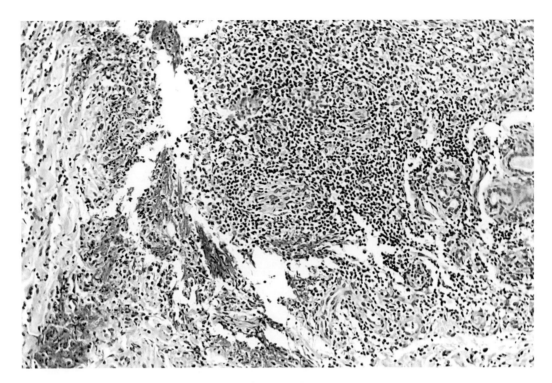

▲ 病理学特征：真皮内弥漫的肉芽肿性炎症浸润，可见中性粒细胞、组织细胞、淋巴细胞、浆细胞及嗜酸性粒细胞，无干酪样坏死

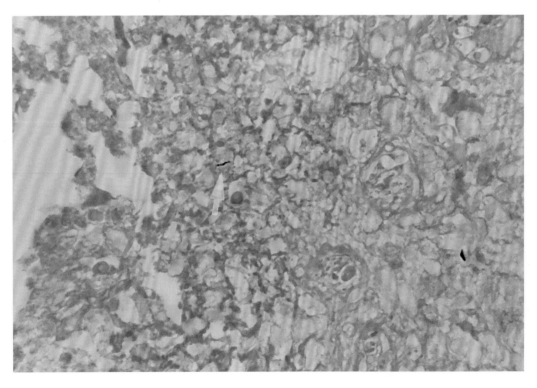

▲ 病理学特征：抗酸染色阳性

｜ 临床要点 ｜

▶ 非结核分枝杆菌（non-tuberculous mycrobacteria，NTM），又称非典型分枝杆菌（atypical mycobacteria）。

▶ 非结核分枝杆菌病是由除结核分枝杆菌以外的分枝杆菌感染引起。

▶ 创伤、手术及接触受污染的水和土壤可导致NTM感染，尤其是合并慢性基础疾病或免疫功能低下者。

▶ 好发部位为颜面、四肢等易受外伤的部位。

▶ 临床表现为结节、斑块，中央可发生溃疡。

▶ 组织病理：真皮内弥漫以中性粒细胞为主的混合炎症细胞浸润，后期表现为肉芽肿性炎症浸润，可见中性粒细胞、组织细胞、淋巴细胞、浆细胞及嗜酸性粒细胞，无干酪样坏死。抗酸染色及组织培养可见分枝杆菌。

（北京大学人民医院皮肤科　王晨　陈雪）

病
例 **3** ───────── # 组织样麻风瘤
histoid leproma

｜ 临床资料 ｜

◎ 患者，女性，43岁。

◎ 全身散在结节2年。

◎ 患者2年前无明显诱因出现双上肢丘疹和结节，呈肤色，无明显不适。

◎ 2年内皮肤丘疹结节逐渐增多，以四肢、腹部和面部明显，多位于皮下，部分
   结节突起于皮面，呈肤色至淡红色。

◎ 6个月前，部分结节开始破溃。

◎ 系统检查：颈部淋巴结肿大。

◎ 皮肤科检查：全身散在丘疹、结节，以四肢、腹部和面部较明显，呈肤色至淡
   红色。部分结节位于皮下，孤立或密集成群。部分结节表面破溃结痂。

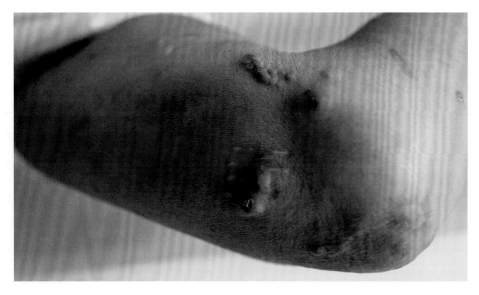

▲ 临床特征：右上肢可见结节，单发或密集成群，肤色至淡红色

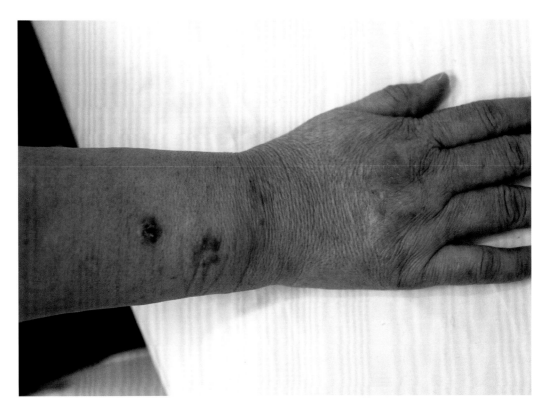

▲ 临床特征：右前臂和手背散在结节，暗红色，部分表面破溃结痂

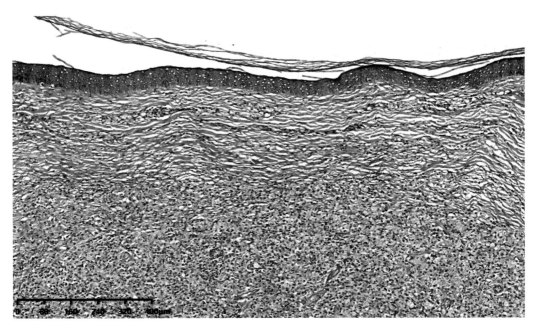

▲ 病理学特征：表皮萎缩，表皮下方可见无浸润带

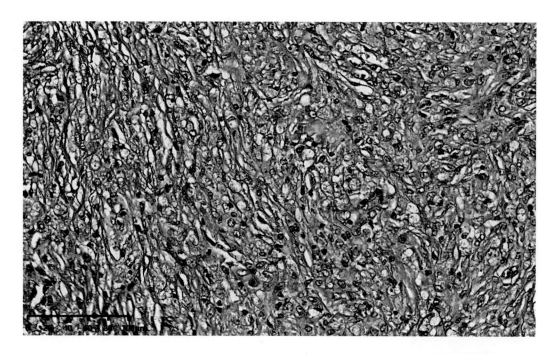

▲ 病理学特征：真皮内弥漫组织细胞浸润，部分细胞呈梭形，组织细胞胞质淡染、泡沫化

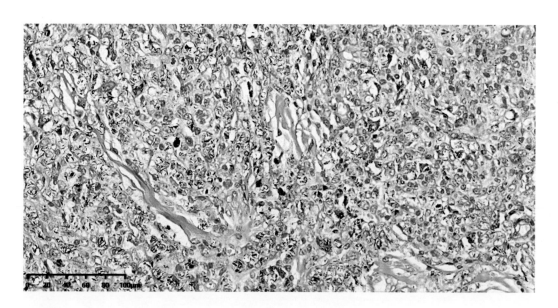

▲ 病理学特征：抗酸染色可见组织细胞内大量抗酸杆菌

| 临床要点 |

► 组织样麻风瘤（histoid leproma）属麻风少见亚型，为瘤型麻风和界线类偏瘤型麻风的一种特殊表现。

► 可能与氨苯砜耐药有关。

► 皮损以结节为主，斑块次之。

► 好发于面、臀、腹及四肢伸侧。

► 部分患者可出现眉毛脱落和周围神经粗大并伴有相应功能障碍。

► 组织病理：表皮常萎缩，下方可见狭窄无浸润带。真皮内常表现为梭形或多角形组织细胞密集排列，形成假包膜，易误诊为组织细胞类肿瘤。抗酸染色可见大量麻风杆菌，形成菌球。

（重庆医科大学附属第一医院皮肤科　方圣）

着色芽生菌病
chromoblastomycosis

| 临床资料 |

◎ 患者，男性，68岁。

◎ 右侧手肘部皮疹8年。

◎ 患者8年前外伤后右侧手部出现红色小丘疹，逐渐扩大融合成斑块。

◎ 自觉症状轻微。

◎ 系统检查：未见明显异常。

◎ 皮肤科检查：右侧手腕可见大片红色斑块，中央萎缩瘢痕，边缘隆起，呈疣状增生，皮损表面可见黑点。

◎ 实验室检查：血糖8.34 mmol/L，糖化血红蛋白8%。真菌培养见暗色真菌生长。

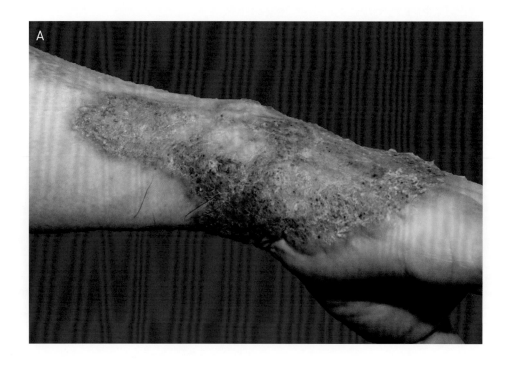

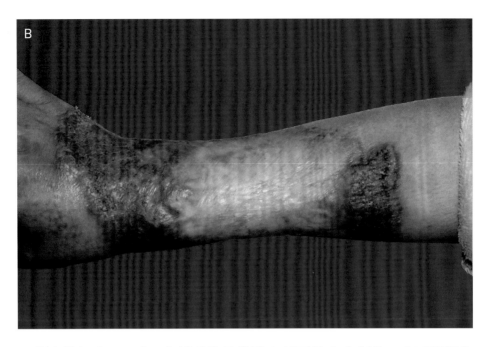

▲ 临床特征（A、B）：右侧手腕及前臂上部可见多个斑块，表面覆褐色痂，痂上散在黑点，皮损中央可见萎缩瘢痕

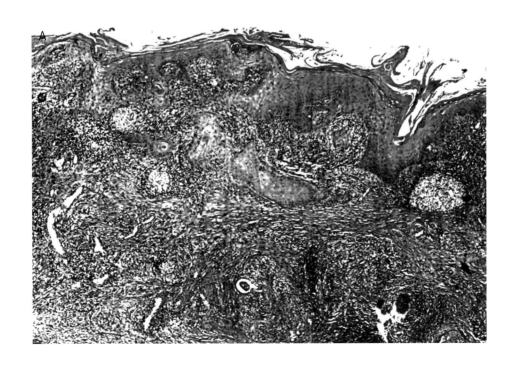

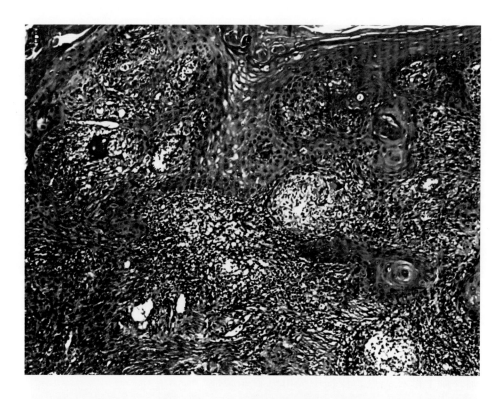

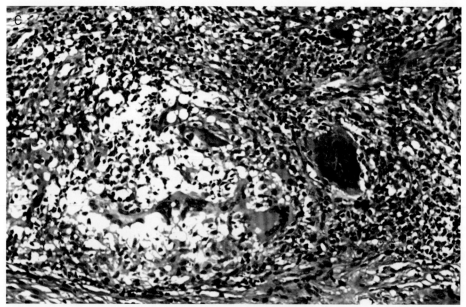

▲ 病理学特征（A～C）：表皮角化过度伴角化不全，棘层肥厚，呈假上皮瘤样增生。真皮全层及皮下脂肪小叶可见散在或者片状的中性粒细胞、淋巴细胞及组织细胞浸润，散在嗜酸性粒细胞及多核巨细胞，未见明显坏死。抗酸染色：阴性

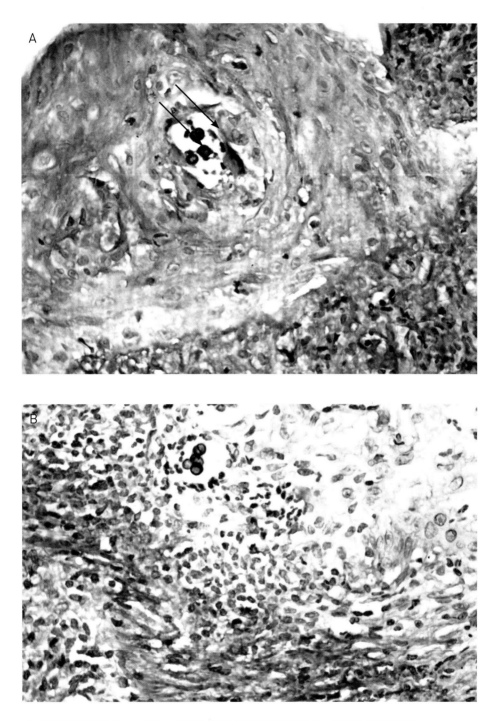

▲ 病理学特征（A、B）：可见多个棕色厚壁孢子，圆形或卵圆形

| 临床要点 |

▶ 着色芽生菌病（chromoblastomycosis）是指由暗色真菌引起的皮肤及皮下组织的慢性、局限性感染性疾病。

▶ 暗色真菌腐生于潮湿腐烂的植物及泥土中。多因外伤后孢子植入皮肤而致病。

▶ 好发于身体暴露部位，最常见于小腿、足部和胫前。

▶ 患者多为农业劳动者。

▶ 人与人之间不直接传染。

▶ 接种部位始为粉红色小丘疹，进而扩大成结节，可融合成斑块，表面疣状增生。

▶ 常有溃疡并结褐色痂，可有脓液溢出。

▶ 皮损表面常有黑点，系由"经表皮排出现象"所致。

▶ 黑点处查病原菌容易出现阳性结果。

▶ 皮损边缘清楚，周围皮肤暗红色浸润。

▶ 皮损自愈后留下萎缩性或者肥厚性瘢痕。

▶ 病程较长者，损害可沿淋巴管扩散，可波及整个肢体，引起淋巴回流受阻进而形成橡皮肿。

▶ 组织病理：表皮可见棘层肥厚，伴中性粒细胞微脓肿。真皮中可有小的不规则融合的肉芽肿性结节。结节含有上皮样细胞、多核巨细胞。巨细胞或者脓肿内可见单个或者成堆棕色圆形厚壁孢子，称"硬壳小体"或"壁砖状体"，为该病的特征性表现。

（陆军军医大学第一附属医院皮肤科　游弋）

病例 5 丘疹坏死性结核疹
papulonecrotic tuberculid

| 临床资料 |

◎ 患者，女性，65岁。

◎ 全身皮疹伴发热20余天。

◎ 患者20余天前无明显诱因双下肢散在出现瘙痒性红斑、丘疹、丘脓疱疹，伴咽部不适感及午后低热，于外院考虑"感染"，予左氧氟沙星静脉滴注，体温可暂时性下降。

◎ 皮疹进行性增多。

◎ 发疹前无特殊用药史。

◎ 2年前确诊为胸椎结核，行异烟肼、利福平、乙胺丁醇三联抗结核治疗数月后因出现严重头晕不适自行停药。

◎ 系统检查：未见明显异常。

◎ 皮肤科检查：躯干及四肢可见泛发孤立的丘脓疱疹，周围绕以红晕，少数坏死结痂，皮疹以腹部及双下肢伸侧为主。

◎ 实验室检查：脓疱液涂片及培养（细菌、真菌）阴性，痰找抗酸杆菌阴性，结核菌素试验（PPD）+++。

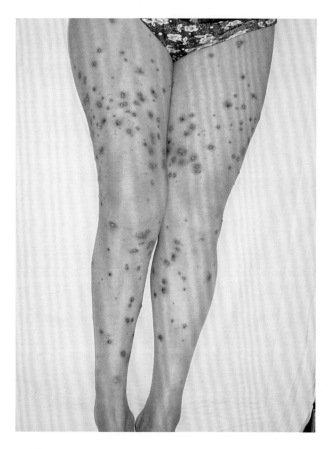

◀临床特征：双下肢伸侧泛发
孤立的丘脓疱疹，周围绕以红
晕，少数坏死结痂

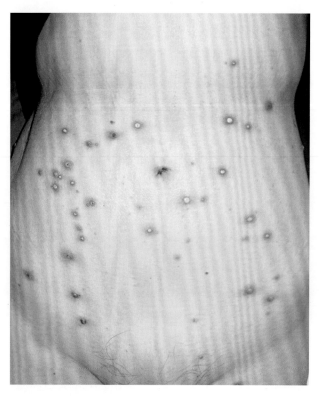

◀临床特征：腹部散在丘脓疱
疹，周围绕以红晕，少数坏死
结痂

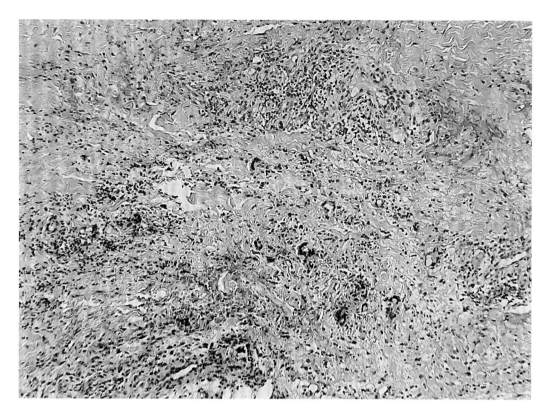

▲ 病理学特征：真皮全层至皮下脂肪可见混合炎症细胞浸润，纤维素样坏死

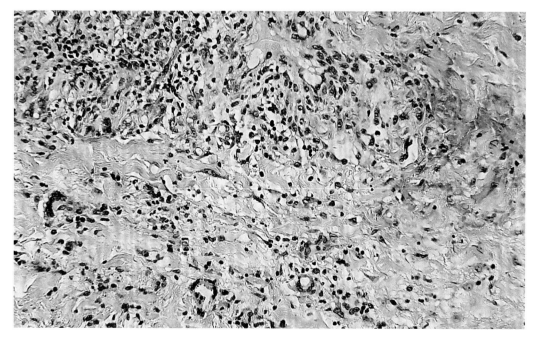

▲ 病理学特征：真皮层可见中性粒细胞、淋巴细胞、组织细胞浸润，可见散在多核巨细胞、嗜酸性粒细胞及核尘，部分血管内皮细胞肿胀，血管壁增厚伴红细胞外溢

| 临床要点 |

▶ 丘疹坏死性结核疹是结核疹的一种。

▶ 是对身体其他部位结核的皮肤免疫反应。

▶ 好发于青年人。

▶ 表现为四肢对称性的红褐色丘疹，中央坏死、溃疡，愈合后遗留凹陷萎缩性瘢痕。

▶ 组织病理：早期表现为真皮上部白细胞碎裂性血管炎，随后可出现坏死及肉芽肿性浸润，干酪样坏死不常见。

▶ 多数PPD强阳性，常规涂片镜检、培养查找结核分枝杆菌常阴性。

（北京医院皮肤科　韩玉　常建民）

病例 **6** 间质性肉芽肿性药物反应
interstitial granulomatous drug reaction

| 临床资料 |

◎ 患者，女性，52岁。

◎ 面部、后颈、背部、双手及双前臂红斑2周余。

◎ 2周前患者面部、后颈、背部、双于及双前臂出现红斑，无明显自觉症状。发病前曾口服"速效伤风胶囊"。

◎ 否认药物过敏史。

◎ 系统检查：未见明显异常。

◎ 皮肤科检查：面部、后颈、背部、双手及双前臂可见大片暗红色斑，轻微肿胀，边界清楚，上附少许鳞屑。

◎ 停药"速效伤风胶囊"，1周后皮损好转，2周后皮损消退。

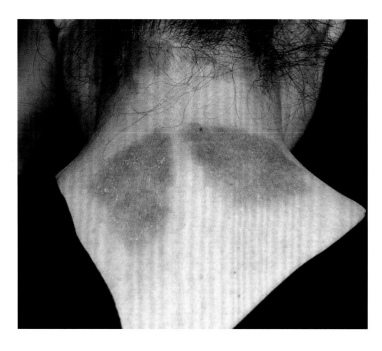

◀临床特征：面部、后颈、背部见境界清楚的暗红色斑，轻度肿胀

21

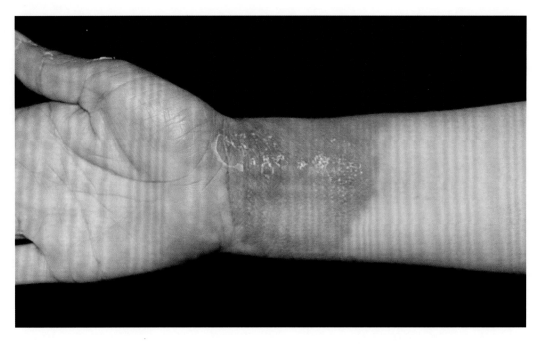

▲ 临床特征：右手腕及右前臂屈侧见片状暗红色斑，边界清楚，上附少许鳞屑

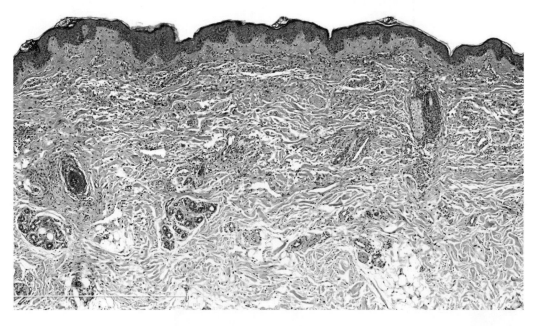

▲ 病理学特征：真皮浅中层弥漫性混合炎症细胞浸润

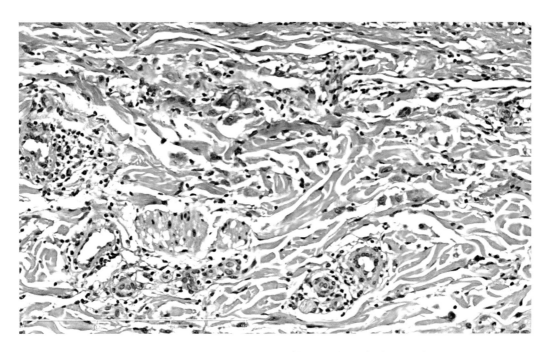

▲ 病理学特征：真皮间质中散在组织细胞、淋巴细胞、多核巨细胞浸润

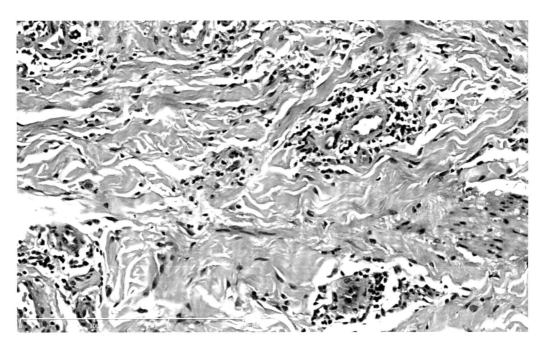

▲ 病理学特征：真皮中散在嗜酸性粒细胞浸润

｜ 临床要点 ｜

▶ 间质性肉芽肿性药物反应临床较为少见，是一种具有独特临床和病理特征的药物相关性疾病。

▶ 好发于间擦部位及四肢屈侧，也见于躯干及背部。

▶ 临床表现为红色或暗红色斑片、斑块，无明显自觉症状。停药数周后皮损可逐渐消退。

▶ 常见的致病药物有降压药［血管紧张素受体阻滞药（ARB）、血管紧张素转化酶抑制剂（ACEI）、β受体阻滞药］、非甾体抗炎药、抗惊厥药等。

▶ 组织病理：真皮间质中弥漫性混合炎症细胞浸润，主要为淋巴细胞、组织细胞、嗜酸性粒细胞及多核巨细胞。可伴界面空泡变性，有时可见淋巴细胞异型性。

（空军军医大学西京皮肤医院 廖文俊）

病例 **7** 栅状嗜中性肉芽肿性皮炎 / 间质性肉芽肿性皮炎

palisaded neutrophilic granulomatous dermatitis, PNGD / interstitial granulomatous dermatitis, IGD

| 临床资料 |

◎ 患者，男性，60岁。

◎ 背部、右膝部皮疹7～8个月伴痒痛。

◎ 患者7～8个月前发现后背及右膝部出现2处红色丘疹，伴痒痛，未诊治，逐渐扩大。

◎ 系统检查：未见明显异常。

◎ 皮肤科检查：后背和右膝部分别可见圆形和椭圆形紫红色斑块，中央有淡黄色丘疹。

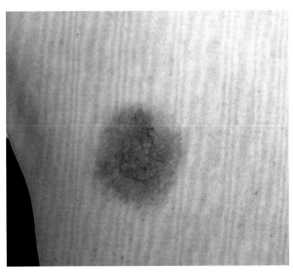 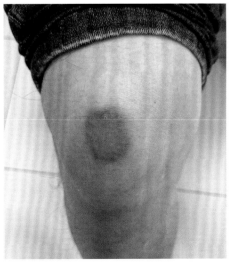

▲ 临床特征：背部斑块，周围呈紫红色，斑块内可见多数淡黄色丘疹；右膝部斑块，周围隆起，呈暗红色，中央凹陷，呈淡黄色

25

▲ 病理学特征：真皮全层血管周围及间质炎症细胞浸润

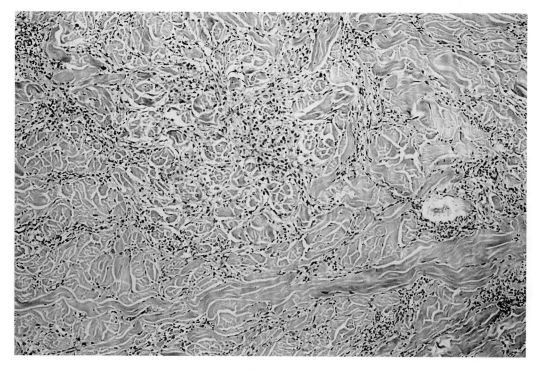

▲ 病理学特征：间质内组织细胞为主浸润，散在淋巴细胞

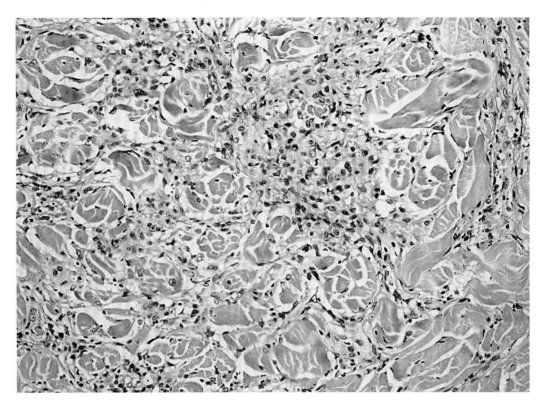

▲ 病理学特征：间质内组织细胞浸润

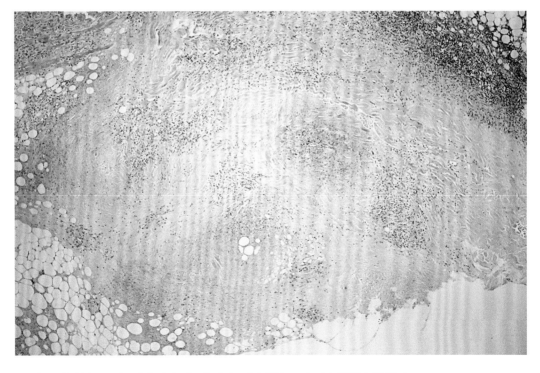

▲ 病理学特征：皮下脂肪组织炎症细胞浸润，小叶间隔显著增宽

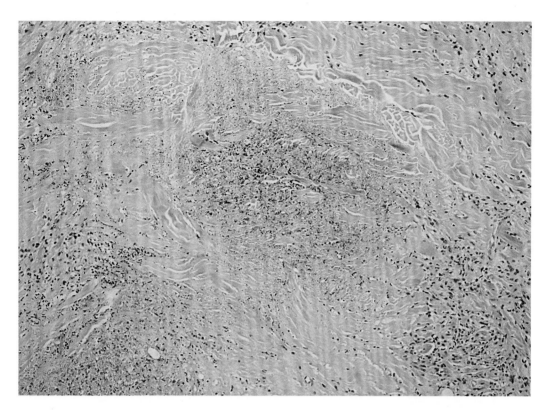

▲ 病理学特征：皮下脂肪组织炎症细胞浸润，可见栅状肉芽肿及胶原纤维变性

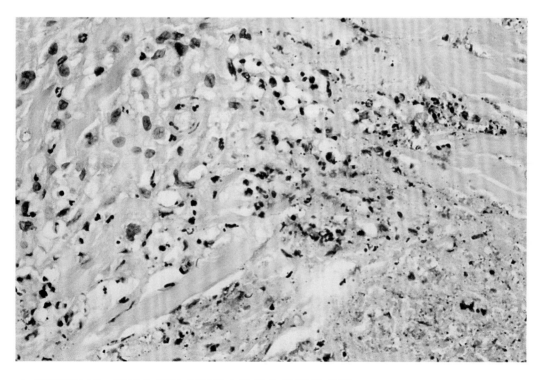

▲ 病理学特征：栅状肉芽肿内可见中性粒细胞及核碎裂

| 临床要点 |

► Ackerman在1993年首先描述并命名间质性肉芽肿性皮炎（IGD）；LeBoit在1994年首先描述并命名栅状嗜中性肉芽肿性皮炎（PNGD）。

► 最初认为二者属不同疾病，随着类似病例不断被报道，证实二者为同一炎症反应模式的不同阶段表现（PNGD早期，IGD晚期）。

► 半数患者合并有自身免疫性疾病，以红斑狼疮和类风湿关节炎最为常见，少数患者继发于药物和肿瘤。

► 临床表现为丘疹、结节和斑块，可出现中央坏死结痂；可出现环形斑块和条索样皮损（rope sign）。

► 约半数患者合并关节炎症状。

► 组织病理：真皮间质内组织细胞浸润、可呈栅状排列，围绕变性的胶原纤维，无黏蛋白沉积；可伴有淋巴细胞、中性粒细胞或嗜酸性粒细胞浸润，并可见中性粒细胞核碎裂；早期可发现血管炎改变；部分病例出现界面皮炎改变，提示药物导致。

（中国医科大学附属第一医院皮肤科　郑松）

胰腺性脂膜炎
pancreatic panniculitis

| **临床资料** |

◎ 患者，男性，78岁。

◎ 双下肢皮疹渐增大、增多伴疼痛3个月余。

◎ 患者于3个月余前无明显诱因双下肢出现散在鸽蛋大皮疹，伴疼痛，未予诊疗。

◎ 皮疹渐增大、增多、融合。

◎ 系统检查：未见明显异常。

◎ 皮肤科检查：双下肢可见多发鸽蛋至手掌大暗红色结节，局部皮温略高，压之疼痛，部分有融合，境界欠清楚。

◎ 辅助检查：腹部磁共振增强成像显示胰腺尾部占位，诊断为胰腺癌。

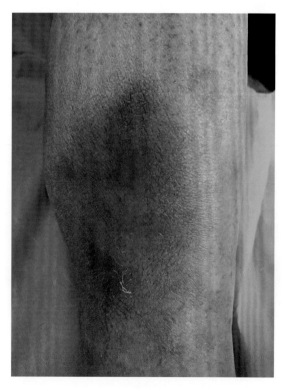

◀临床特征：小腿可见暗红色结节，境界欠清楚

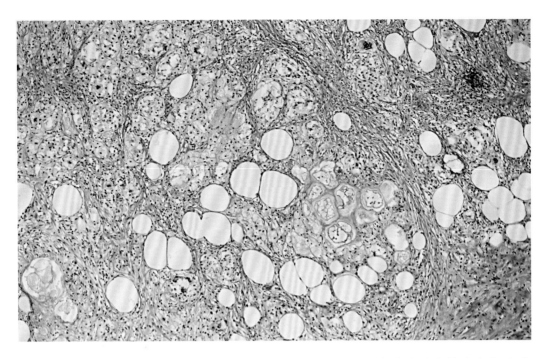

▲ 病理学特征：脂肪层坏死明显，有散在"鬼影"细胞，脂肪小叶有较为密集嗜脂细胞、少量多核巨细胞，胞质呈泡沫状，脂肪小叶和脂肪间隔淋巴细胞、嗜酸性粒细胞浸润，伴少量中性粒细胞和浆细胞

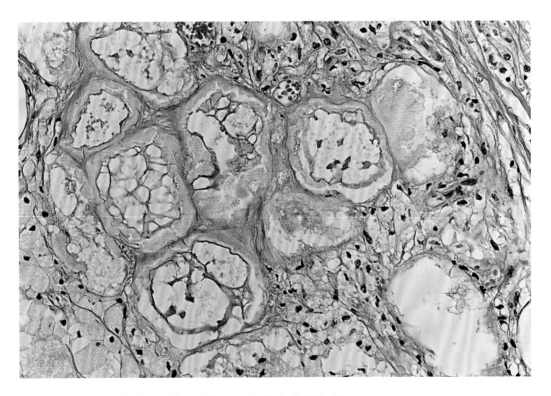

▲ 病理学特征：脂肪细胞坏死明显，有散在鬼影细胞

| 临床要点 |

▶ 胰腺性脂膜炎（pancreatic panniculitis），又称伴胰腺疾病小叶性脂膜炎。

▶ 发病与胰腺炎或胰腺癌（腺泡细胞癌最常见）等胰腺疾病有关。

▶ 胰腺的脂肪酶、胰蛋白酶和淀粉酶可能参与发病。

▶ 是一种合并胰腺疾病的脂肪坏死性炎症。

▶ 除皮下脂肪外，还可侵犯胰腺周围、腹膜等。

▶ 男性多于女性。

▶ 年龄多在31～60岁。

▶ 好发部位为下肢、臀部和躯干。

▶ 临床表现为多发性疼痛或无症状的结节或斑块，表面红色或紫红色。

▶ 脂肪坏死严重者可发生破溃。

▶ 轻者愈后不留瘢痕，重者遗留萎缩性瘢痕。

▶ 可伴有其他器官脂肪坏死，如中、小关节滑膜和关节周围脂肪组织坏死、骨髓脂肪坏死等。

▶ 血、尿淀粉酶、脂肪酶可升高。

▶ 组织病理：病变主要累及脂肪小叶，有广泛的脂肪坏死，有特征性的"鬼影"细胞，脂肪坏死灶周围有中性粒细胞浸润，甚或伴核尘，可有大量脂肪吞噬细胞并可呈泡沫状胞质，可见多核巨细胞。

（首都医科大学附属北京朝阳医院皮肤科　冉立伟）

病例 9 脂肪萎缩性脂膜炎
lipoatrophic panniculitis

| 临床资料 |

◎ 患者，女性，12岁。

◎ 双小腿水肿性红斑、疼痛2个月。

◎ 2个月前无明显诱因双小腿出现红斑、肿胀，伴疼痛。

◎ 常不明原因发热，最高体温39.6 ℃；经常发生"眼睑缘炎""麦粒肿"。

◎ 有"桥本甲状腺炎"病史。

◎ 系统检查：未见明显异常。

◎ 皮肤科检查：双小腿见多处浸润性水肿性红斑，触之皮温高，略有浸润感，有压痛。

◎ 口服甲泼尼龙24 mg/d，1个月后皮损改善，遗留局部皮肤萎缩斑。

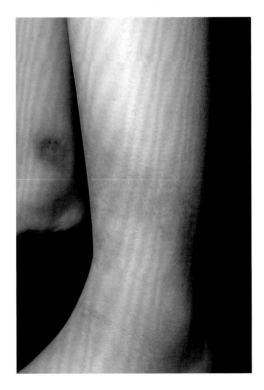

◀ 临床特征：双小腿见片状水肿性红斑，边界不清，略有浸润感

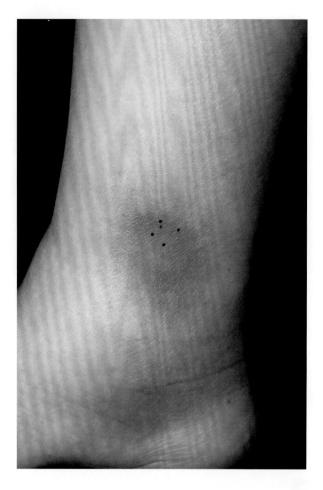

◀ 临床特征：右侧内踝见浸润性红斑，似呈环形

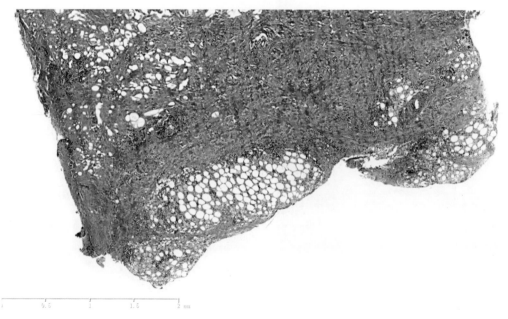

▲ 病理学特征：皮下脂肪可见炎症细胞浸润

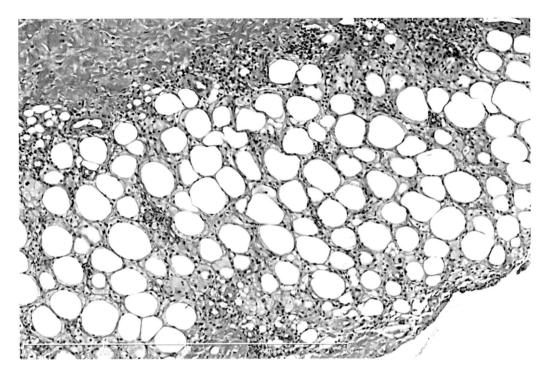

▲ 病理学特征：脂肪小叶可见淋巴细胞、组织细胞浸润

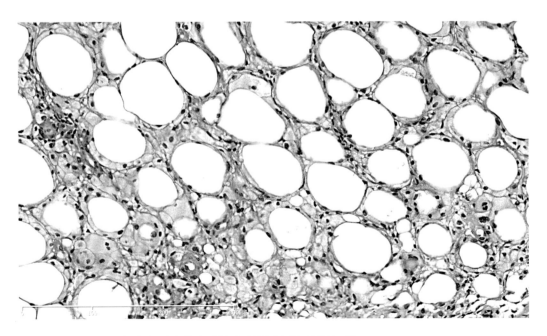

▲ 病理学特征：脂肪细胞周围可见大量泡沫状噬脂细胞

| 临床要点 |

▶ 脂肪萎缩性脂膜炎，又称儿童踝部脂肪萎缩性脂膜炎（lipoatrophic panniculitis of the ankles in childhood）、萎缩性结缔组织性脂膜炎（atrophic connective tissue panniculitis）、踝部环状脂肪萎缩性脂膜炎（annular lipoatrophic panniculitis of the ankles）。

▶ 多见于儿童下肢，特别是踝部。

▶ 皮损为环形红斑、结节、斑块，中央凹陷。

▶ 愈后遗留局部脂肪萎缩。

▶ 可伴发糖尿病、桥本甲状腺炎、幼年型类风湿关节炎等疾病。

▶ 组织病理：早期可见脂肪小叶内致密混合性炎症细胞浸润，主要是淋巴细胞、组织细胞和中性粒细胞。晚期浸润细胞主要是泡沫状噬脂细胞，可见多核巨细胞。脂肪萎缩。

（空军军医大学西京皮肤医院　廖文俊）

病例 **10** 伴脓疱的持久隆起性红斑
erythema elevatum diutinum with pustules

| **临床资料** |

◎ 患者，男性，49岁。

◎ 双手指、足背红斑、结节、斑块伴脓疱形成10年余。

◎ 患者10年前无明显诱因双手指屈侧、足背出现红斑、结节，逐渐增大形成斑块，皮损表面出现脓疱。

◎ 系统检查：未见明显异常。

◎ 皮肤科检查：双手掌、手指屈侧、足背可见直径约1～6 cm大小不一的红褐色斑块、结节，表面有脓疱形成。

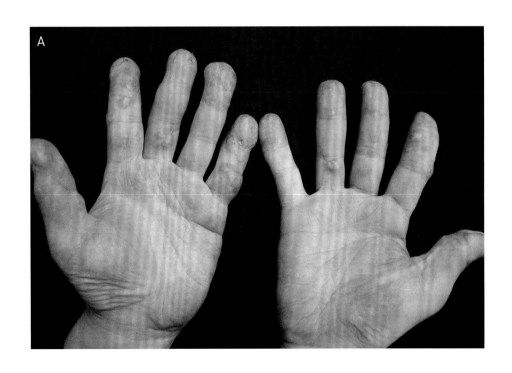

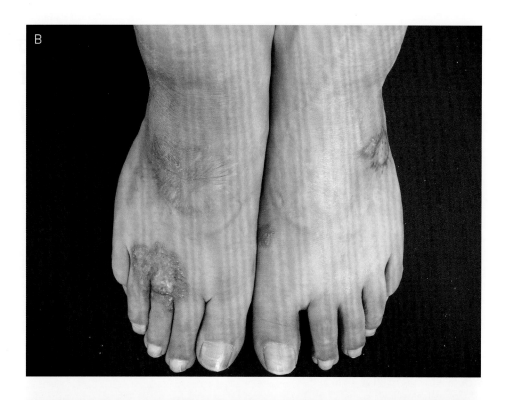

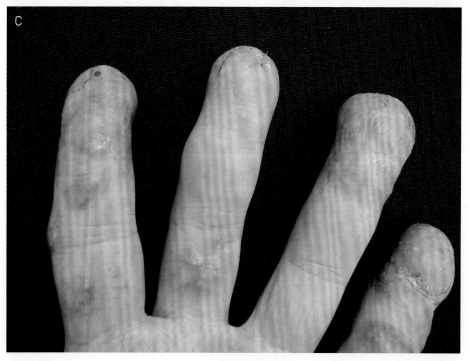

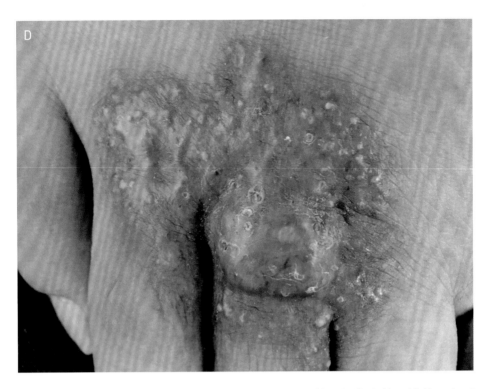

▲ 临床特征（A～D）：双手指屈侧及足背大小不一的红褐色斑块、结节，表面有脓疱形成

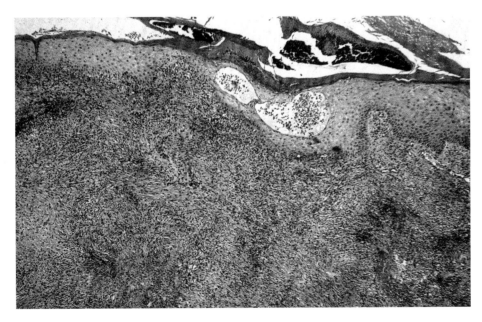

▲ 病理学特征：角质层下及表皮内中性粒细胞脓疡形成，真皮弥漫纤维化伴白细胞碎裂性血管炎

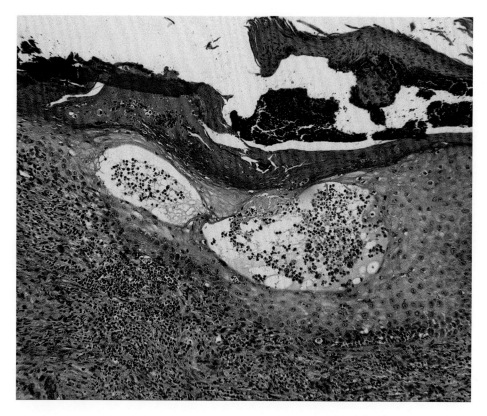

▲ 病理学特征：角质层下及表皮内中性粒细胞聚集形成脓疡

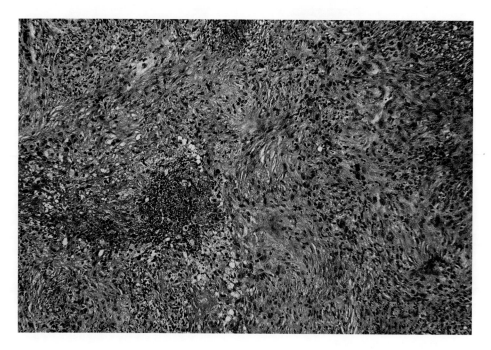

▲ 病理学特征：真皮内弥漫纤维化伴白细胞碎裂性血管炎

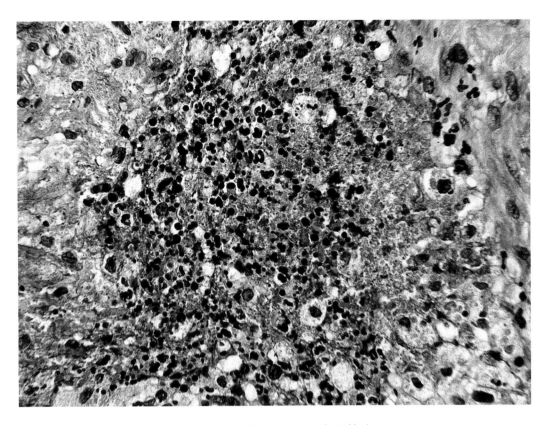

▲ 病理学特征：血管壁纤维素样坏死伴中性粒细胞及核尘

| 临床要点 |

▶ 持久隆起性红斑是一种少见的白细胞碎裂性血管炎。

▶ 多发生于20～50岁。

▶ 皮损一般局限在关节的伸侧面，多见于手背、指背以及腕、肘、膝、踝及趾背。

▶ 本患者发病部位在手指屈侧。

▶ 临床表现为丘疹、结节、斑块，皮疹呈红色或紫色，有时带黄色。

▶ 皮损多持续存在且对称分布。

▶ 本病常伴发炎性肠病、造血系统恶性肿瘤及其他恶性肿瘤，故系统的内科检查非常必要。

▶ 组织病理：早期皮损显示典型的白细胞碎裂性血管炎，晚期皮损表现为肉芽组织及纤维性瘢痕形成。

（解放军总医院皮肤科　巴伟　赵梓纲　李承新）

病例 **11** 播散性盘状红斑狼疮（DLE）伴发的 Degos 样损害

Degos disease with disseminated DLE

| 临床资料 |

◎ 患者，男性，43岁。

◎ 四肢、躯干瓷白色瘢痕样皮疹19年。

◎ 19年前无明显诱因发生躯干、四肢散在分布的瓷白色瘢痕样损害，部分融合形成大的斑片，同时头面部出现多个萎缩性红斑或者脱发性红斑。

◎ 否认发热、关节痛、光敏、倦怠不适。

◎ 系统检查：未见明显异常。

◎ 皮肤科检查：上肢、躯干散在分布绿豆至蚕豆大小的丘疹，中央瓷白色瘢痕样，边缘红晕，伴毛细血管扩张；胸部手掌大小斑片，面部、前额数个红斑，中央略凹陷、脱屑，头皮数个红斑，轻度萎缩、凹陷，伴有脱发。

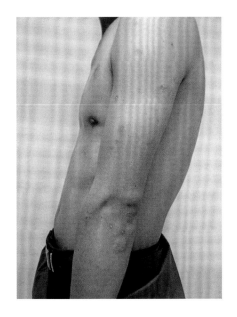

◀临床特征：上肢孤立、散在分布绿豆至蚕豆大小的丘疹，中央瓷白色瘢痕样

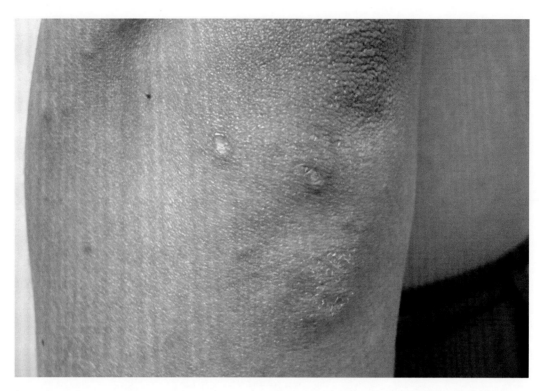

▲ 临床特征：上肢孤立、散在分布绿豆至蚕豆大小的丘疹，中央瓷白色瘢痕样，边缘红晕，伴毛细血管扩张

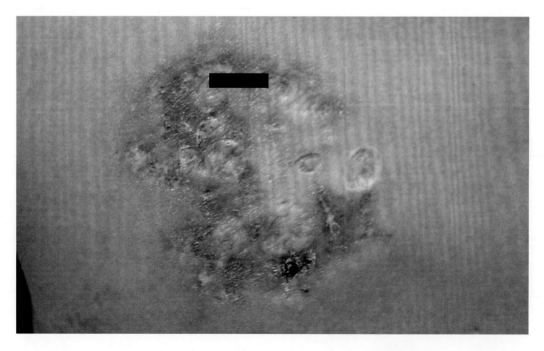

▲ 临床特征：前胸皮损由多个不规则形状的瓷白色瘢痕样损害聚集融合而成，边缘毛细血管扩张性红斑，可见痘疮样浅瘢痕

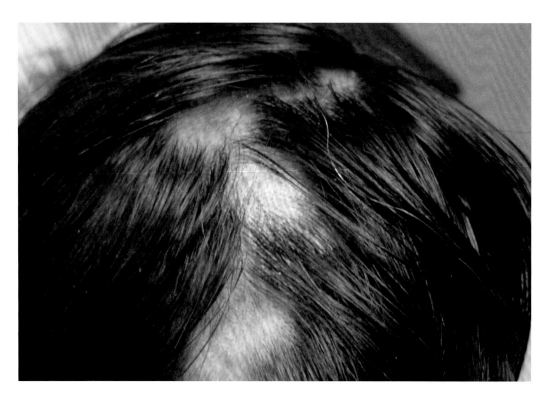

▲ 临床特征：头部可见脱发

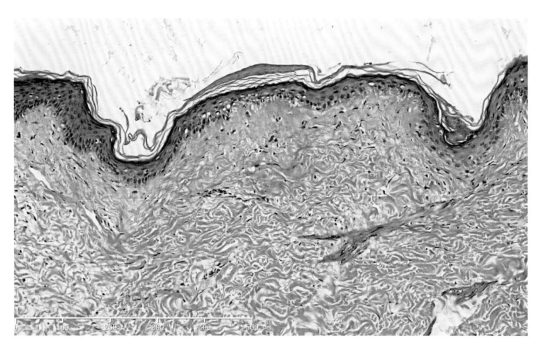

▲ 病理学特征：真表皮交界处空泡化改变和基底膜带增宽

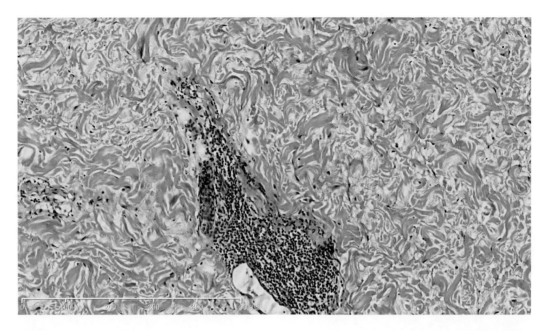

▲ 病理学特征：真皮内胶原束间黏蛋白沉积，真皮血管、汗腺周围致密淋巴细胞浸润

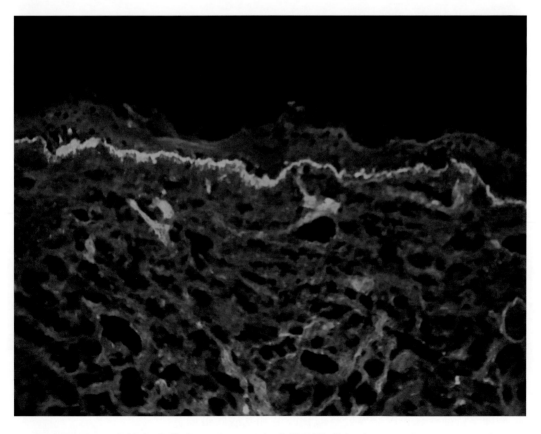

▲ 病理学特征：直接免疫荧光显示IgG基底膜带颗粒状沉积

| 临床要点 |

▶ Degos病又称恶性萎缩性丘疹病，是一种罕见的血管闭塞性疾病。

▶ 目前将Degos病分成三种类型：经典系统型Degos病、慢性良性型Degos病和自身免疫性疾病中的Degso样皮损。

▶ 经典的Degos病为一种多系统受累的致死性疾病，最常见系统累及是腹膜炎和中枢神经系统（CNS）出血，系统受累发生于皮损出现后的数月至数年内，可导致约半数患者死亡。

▶ 慢性良性型Degos病仅有皮肤损害，长期随访无系统受累，预后良好。

▶ 自身免疫性疾病中的Degso样皮损最常伴发的疾病是红斑狼疮，本例播散性DLE伴发的Degos样损害属于该类型。

▶ 典型的皮损表现为瓷白色脐凹状萎缩性丘疹伴边缘毛细血管扩张。

▶ 组织病理学特征随皮损的进展而变化。典型病理改变可见从表皮延伸至真皮的楔形坏死区，坏死区下方偶尔可见小动脉血栓形成。早期皮损可见界面改变，真皮血管和附属器周围淋巴细胞浸润及黏蛋白沉积。

（中国医学科学院皮肤病医院　姜祎群）

病例 12 自愈性少年皮肤黏蛋白沉积症
self-healing juvenile cutaneous mucinosis

| 临床资料 |

◎ 患者，男性，13岁。

◎ 头颈部黄色丘疹、结节1个月余。

◎ 1个月余前患者头颈部出现黄色丘疹、结节，略有痒感。

◎ 系统检查：未见明显异常。

◎ 皮肤科检查：头颈部可见散在黄色丘疹、结节，直径约0.2～0.7 cm大小，头部皮疹分布较密集，均互不融合，质地中等，无压痛。

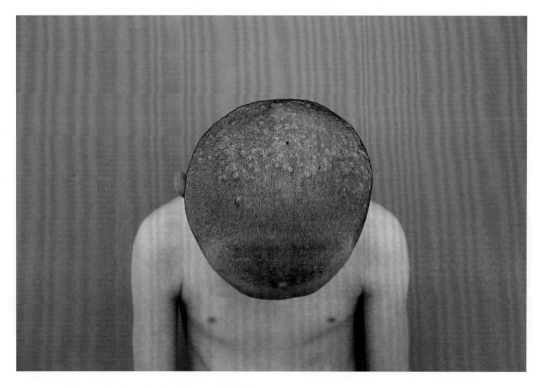

▲ 临床特征：头皮见密集分布的淡黄色丘疹、结节

48

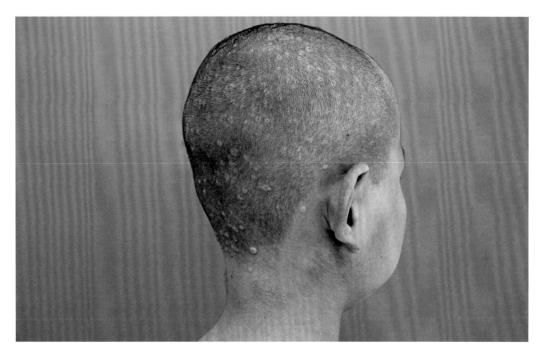

▲ 临床特征：头颈部见散在黄色丘疹、结节

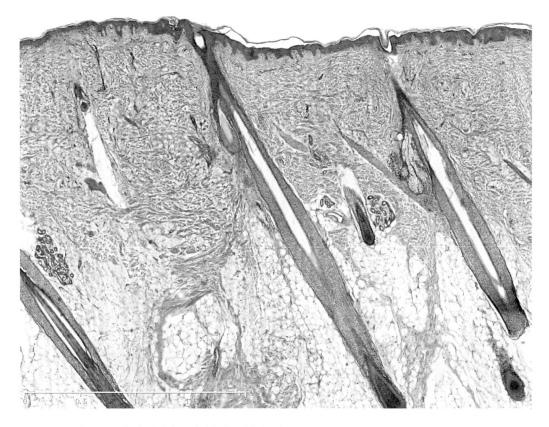

▲ 病理学特征：真皮全层见大量黏蛋白沉积

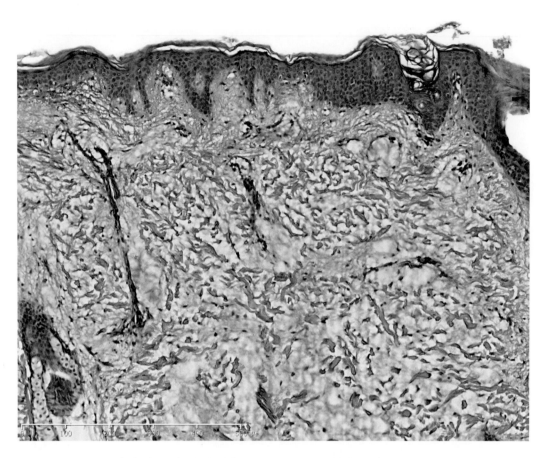

▲ 病理学特征：真皮内见大量黏蛋白沉积，无明显炎症细胞

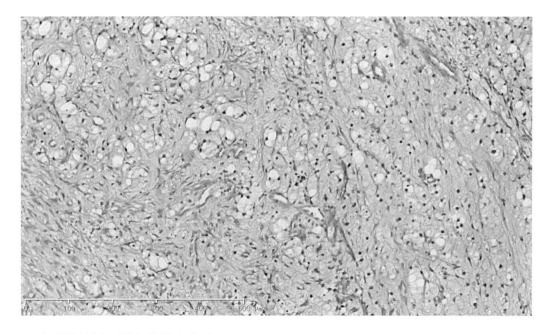

▲ 病理学特征：阿辛蓝染色（＋）

| 临床要点 |

▶ 自愈性少年皮肤黏蛋白沉积症（self-healing juvenile cutaneous mucinosis）临床罕见。

▶ 病因不清，可能与病毒感染有关。

▶ 好发于1～15岁青少年。

▶ 皮损常见于颜面、头皮及颈部。

▶ 表现为无症状的多发性丘疹，可融合成斑块。

▶ 急性发病，皮损常在数周至数月内自然消退。

▶ 组织病理：真皮乳头层及网状层上部黏蛋白沉积，真皮浅层血管周围可见轻度炎症细胞浸润，阿辛蓝染色阳性。

（空军军医大学西京皮肤医院　廖文俊）

肢端持续性丘疹性黏蛋白沉积症
acral persistent papular mucinosis

| 临床资料 |

◎ 患者，男性，43岁。

◎ 双上肢丘疹1年余。

◎ 患者1年前无明显诱因双上肢出现丘疹，逐渐增多，无自觉症状。

◎ 系统检查：未见明显异常。

◎ 皮肤科检查：双上肢白色或肤色数毫米大小丘疹，表面光滑，质地中等。

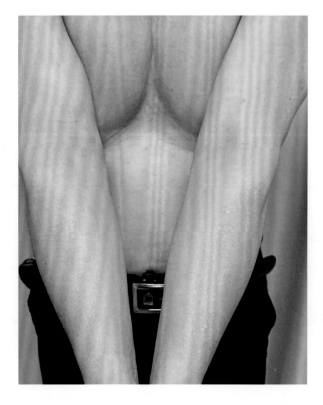

◀临床特征：双上肢伸侧白色或肤色多发、散在数毫米大小丘疹，表面光滑

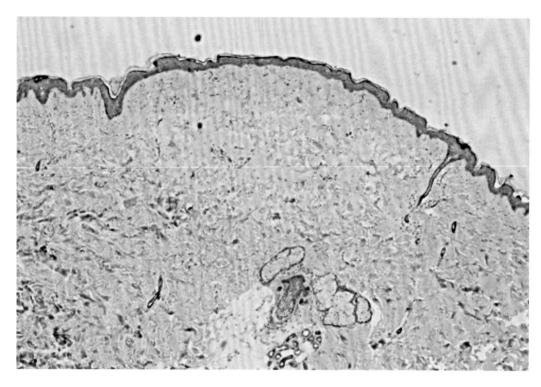

▲ 病理学特征：真皮内局灶性大量黏蛋白沉积

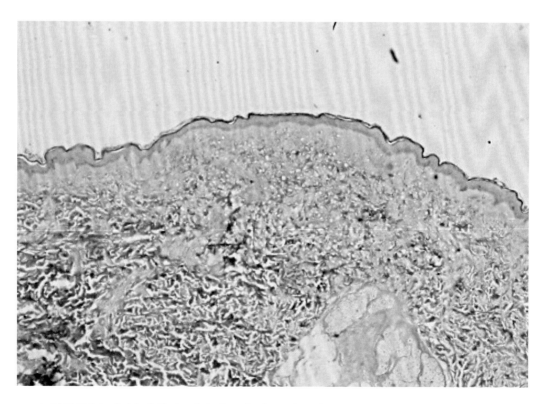

▲ 病理学特征：阿辛蓝染色示真皮上部大量黏蛋白沉积

| 临床要点 |

▶ 肢端持续性丘疹性黏蛋白沉积症（acral persistent papular mucinosis）是一种少见的皮肤病。

▶ 好发于成年女性。

▶ 表现为手背和手腕伸侧多发、散在、表面光滑的小丘疹（直径2～7 mm）。

▶ 皮疹持续存在，对称分布，有时可扩展到前臂，无融合倾向。

▶ 丘疹呈乳白色或肤色，半透明。

▶ 不伴皮肤增厚或硬化。

▶ 不伴任何系统疾病。

▶ 组织病理：真皮上部黏蛋白沉积。

（山东省皮肤病医院　陈声利）

病
例 **14** 毛囊黏蛋白沉积症
follicular mucinosis

| 临床资料 |

◎ 患者，女性，32岁。

◎ 左面颊皮损1月余。

◎ 患者于1月余前无明显诱因左面部出现黄豆大红色皮疹，不痒，未予诊疗。

◎ 皮疹较快增大，未挤出过白色黏液样物质。

◎ 系统检查：未见明显异常。

◎ 皮肤科检查：左面颊可见一约鸽蛋大红色斑块，浸润明显，境界较清楚，触之较硬，无明显压痛。

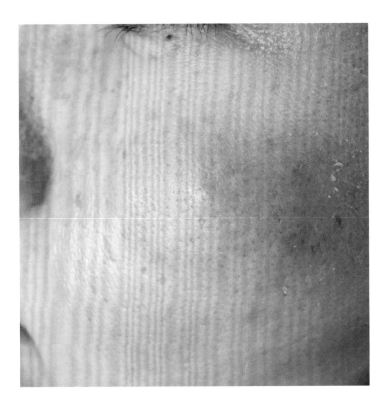

◀临床特征：左面颊可见红色斑块，浸润明显

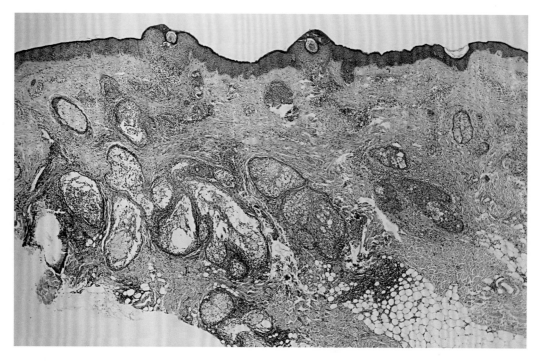

▲ 病理学特征：毛囊口角化过度，角化不全，毛囊角栓；真皮层血管周围、毛囊皮脂腺内及其周围有淋巴细胞、组织细胞、嗜酸性粒细胞为主的炎症细胞浸润

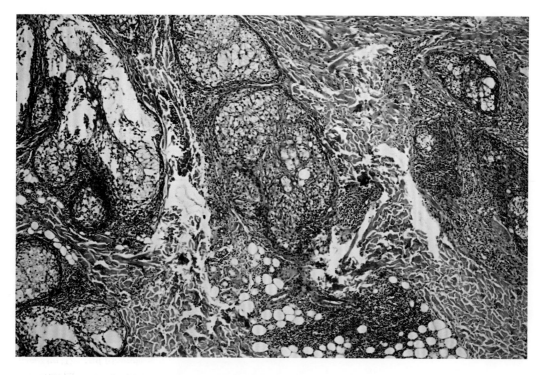

▲ 病理学特征：毛囊皮脂腺内及其周围有淋巴细胞、组织细胞、嗜酸性粒细胞为主的炎症细胞浸润，毛囊、皮脂腺破坏明显并可见大量黏蛋白沉积

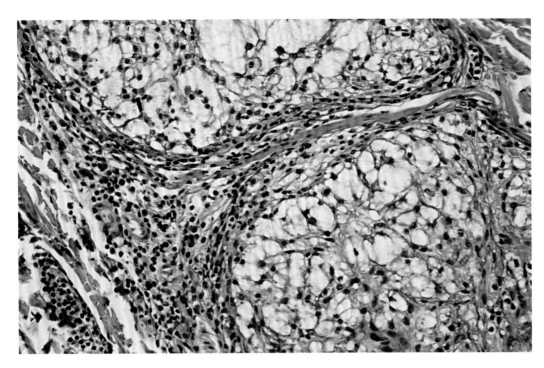

▲ 病理学特征：毛囊皮脂腺内及其周围有淋巴细胞、组织细胞、嗜酸性粒细胞为主的炎症细胞浸润，毛囊、皮脂腺破坏明显并可见大量黏蛋白沉积

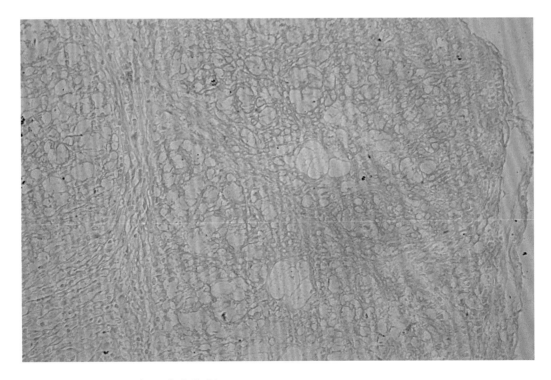

▲ 病理学特征：阿辛蓝染色阳性

| 临床要点 |

▶ 毛囊黏蛋白沉积症（follicular mucinosis），又称黏蛋白脱发。

▶ 是以酸性黏多糖聚集在毛囊（毛囊外根鞘和皮脂腺）内为特征的一种慢性炎症性皮肤病。

▶ 男性多见，多发生于21～40岁。

▶ 好发部位为头、面、颈部。

▶ 临床典型皮疹表现为有光泽的淡红色或肤色毛囊性丘疹，或红色浸润性斑块或结节。

▶ 可有不同程度的毛发脱落。

▶ 本病分为良性型（或特发型）和淋巴瘤相关型（或恶性型）。

▶ 组织病理：外根鞘甚或整个毛囊和皮脂腺黏蛋白沉积，阿辛蓝染色阳性；伴不同程度的毛囊周围和血管周围炎症细胞浸润，良性型包括淋巴细胞、组织细胞和嗜酸性粒细胞，淋巴瘤相关型可见不典型淋巴细胞及有丝分裂象。

（首都医科大学附属北京朝阳医院皮肤科　冉立伟）

病例 **15**

钙化防御
calciphylaxis

| **临床资料** |

◎ 患者，男性，65岁。

◎ 双小腿红斑、糜烂、破溃1月余。

◎ 患者1月余前无明显诱因出现双小腿红斑，伴疼痛，后在红斑基础上逐渐出现糜烂、渗液，形成大片溃疡，疼痛剧烈。

◎ 数次到我院门诊就诊，考虑"坏疽性脓皮病"，予"硼酸氯霉素溶液、康复新液、夫西地酸乳膏"等外用药物治疗无明显好转。

◎ 左肾颗粒细胞癌术后17年，尿毒症10余年，当地医院长期透析治疗。

◎ 系统检查：未见明显异常。

◎ 皮肤科检查：左小腿内侧面、右小腿屈侧可见大片红斑，红斑基础上可见大片潜行性溃疡，可见少量渗液，边缘红肿，触痛，表面可见黑色厚痂覆盖。

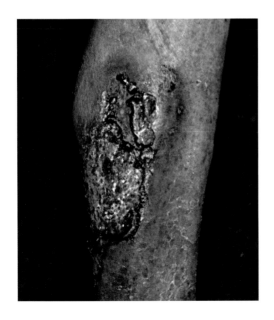

◄临床特征：左小腿内侧面大片红斑，红斑基础上可见潜行性溃疡，边缘红肿，表面可见黑色厚痂覆盖

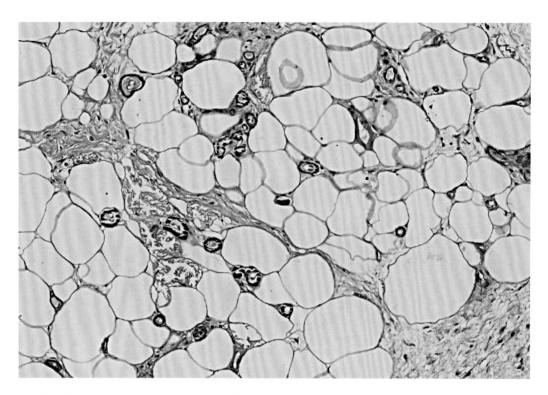

▲ 病理学特征：皮下脂肪小叶间血管壁钙化

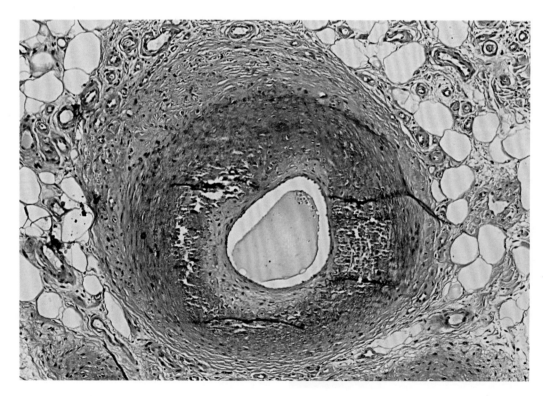

▲ 病理学特征：小动脉壁钙化及血栓形成

| 临床要点 |

▶ 钙化防御又称钙性尿毒症性小动脉病，是一种以系统性中、小动脉钙化和组织缺血为特征的少见疾病。

▶ 常发生在接受透析或肾移植的终末期肾病患者。

▶ 本病的高危因素有：高凝状态、恶性肿瘤、甲状旁腺功能亢进、结缔组织病、维生素D缺乏症、服用钙磷酸盐结合剂或华法林、肥胖和糖尿病等。

▶ 临床表现初始为疼痛性紫斑，类似网状青斑，逐渐进展为溃疡及结痂，溃疡有时可累及筋膜层，常继发感染，可导致败血症。

▶ 可侵及内脏器官，累及肺、心肌、小肠。

▶ 组织病理：小动脉钙化伴内膜增生以及钙化性脂膜炎，不伴血管炎是其特征。

（杭州市第三人民医院　赖来桂　沈宏）

病例 **16**

Kyrle 病
Kyrle's disease

| 临床资料 |

◎ 患者，女性，38岁。

◎ 双下肢暗红色丘疹2年。

◎ 2年前无明显诱因双下肢出现散发的暗红色丘疹，无明显症状。

◎ 近半年来双下肢丘疹增多伴瘙痒，搔抓后结痂。

◎ 皮疹有缓解和加重交替现象。

◎ 当地医院诊断"过敏性皮炎"，外用激素药膏及口服抗组胺药无效。

◎ 糖尿病史20年，肾功能不全20年，腹膜透析9年，双眼失明。

◎ 系统检查：未见明显异常。

◎ 皮肤科检查：双下肢散在暗红色丘疹，部分结痂，可见同形反应。

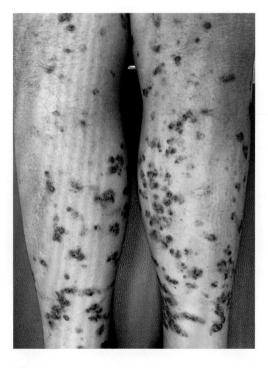

◀临床特征：双下肢散布以毛囊性为主的暗红色丘疹，部分结痂

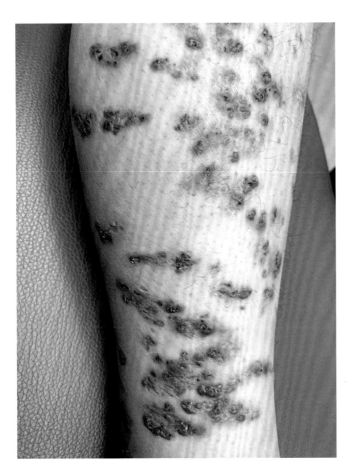

◀ 临床特征：右下肢散布以
毛囊性为主的暗红色丘疹，
部分结痂，可见同形反应

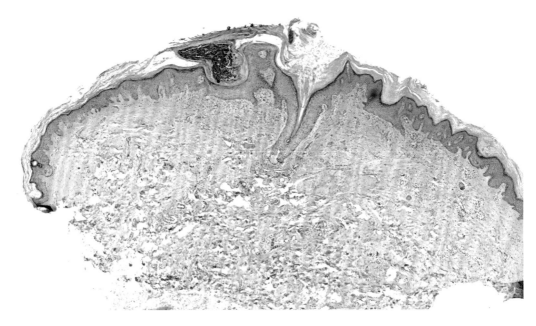

▲ 病理学特征：毛囊漏斗部扩张，内含角化不全的角质及嗜碱性坏死碎片

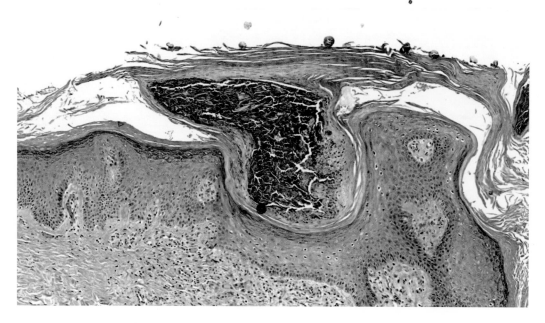

▲ 病理学特征：毛囊漏斗部扩张，内含角化不全的角质及嗜碱性坏死碎片

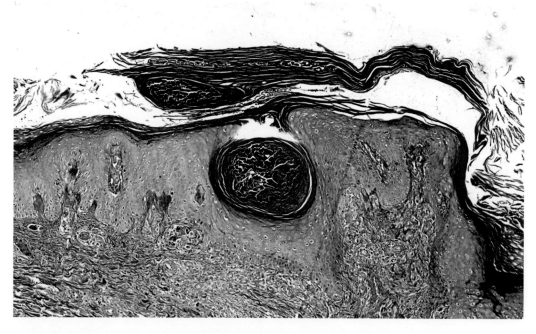

▲ 病理学特征：Masson染色未见胶原纤维排出

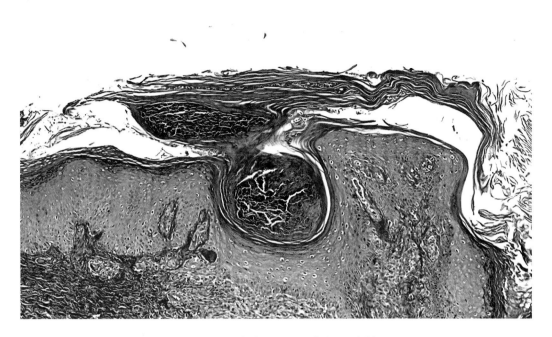

▲ 病理学特征：Verhoeff-van Gieson染色，未见弹力纤维排出

| 临床要点 |

▶ Kyrle病，是一种少见的慢性穿通性皮肤疾病。

▶ 多与糖尿病、肾病、透析或肝病相关。

▶ 多发生于20～60岁的成年患者。

▶ 好发部位为下肢、躯干、乳房、颈部，弥漫对称分布。

▶ 临床表现为大量暗红色丘疹，直径2～8 mm，部分融合成片，丘疹中心有圆锥形角质栓。

▶ 部分丘疹可以是毛囊性的，大部分为非毛囊性。

▶ 组织病理：角化不全性角质栓填入凹陷部分，含有嗜碱性碎片，而无胶原或弹力纤维排出，在穿通的基底部可有肉芽肿性炎症反应。

▶ 穿通物主要是变性的角化不全细胞和炎症细胞碎片。

▶ 特殊染色：Masson染色及Verhoeff-van Gieson染色可协助检查穿通物是否含有胶原或弹力纤维。

（浙江大学医学院附属第二医院皮肤科　蔡绥勍）

病例 **17** 获得性反应性穿通性胶原病
acquired reactive perforating collagenosis

| 临床资料 |

◎ 患者，女性，53岁。

◎ 双下肢皮疹伴瘙痒1个月余。

◎ 患者1个月前外出旅行时自觉蚊虫叮咬后双下肢出现绿豆大小红色皮疹，伴剧烈瘙痒，未予诊治。

◎ 皮疹逐渐增大、增多，伴轻微瘙痒，部分皮疹自行消退。

◎ 两年内皮疹逐渐增大至黄豆大小。

◎ 系统检查：未见明显异常。

◎ 皮肤科检查：双小腿可见散在对称性分布绿豆大小的红色丘疹，部分有脐凹，中央有黄褐色质硬厚痂，不易刮除，痂壳周围皮肤发红。部分皮损周围可见抓痕。

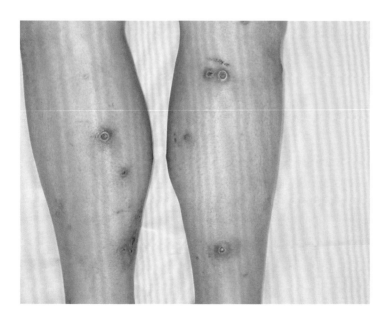

◀ 临床特征：双小腿可见散在对称性分布绿豆大小的红色丘疹，部分有脐凹，中央有黄褐色质硬厚痂，痂壳周围皮肤发红

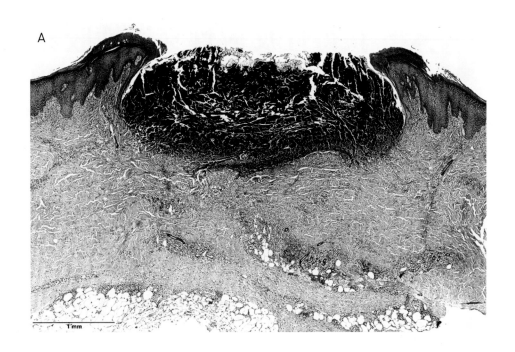

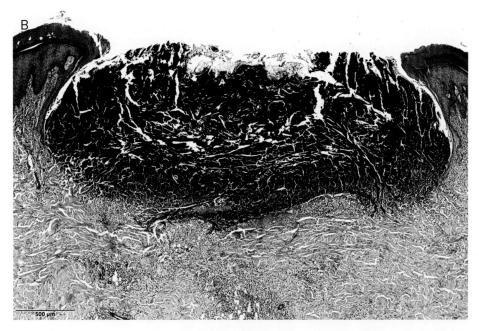

▲ 病理学特征（A、B）：表皮呈杯状凹陷，可见坏死表皮及向上穿通的胶原纤维；真皮浅层、血管及脂肪周围可见淋巴细胞浸润

｜ 临床要点 ｜

▶ 反应性穿通性胶原病（reactive perforating collagenosis）是一种以变性胶原被排出体外为特征的穿通性皮肤病。

▶ 本病临床少见，可分为遗传性和获得性。前者罕见，主要见于儿童；后者主要见于成人，常合并糖尿病等系统性疾病。

▶ 好发于暴露部位，通常分布在四肢和背部。

▶ 临床表现为轻微外伤、蚊虫叮咬及搔抓后出现质硬肤色丘疹。

▶ 中央有脐凹，内充角化性物质，角质栓不易去除。

▶ 皮损可于6～8周后自行消退。

▶ 但易反复发作。

▶ 瘙痒症状很常见，部分患者可出现同形反应。

▶ 组织病理：早期未形成脐凹的皮损表现为真皮乳头层增宽，内含变性的嗜碱性胶原纤维，中央可见薄层角化不全物质，皮损两边可见典型的棘层肥厚；晚期表皮呈杯状内陷，内填柱状角质栓，由角化不全的角质、变性的胶原纤维及炎症细胞组成，真皮浅层及血管周围可见淋巴细胞浸润。

（北京医院皮肤科　张航　常建民）

获得性反应性穿通性胶原病
acquired reactive perforating collagenosis

| 临床资料 |

◎ 患者，男性，52岁。

◎ 四肢、躯干瘙痒性皮疹1年，逐渐增多。

◎ 糖尿病8年，近2年注射胰岛素治疗，血糖控制欠佳。

◎ 系统检查：未见明显异常。

◎ 皮肤科检查：四肢、躯干散在多数红色丘疹、结节，结节近似圆形，黄豆至硬币大小，中央凹陷、结痂，皮疹对称分布。

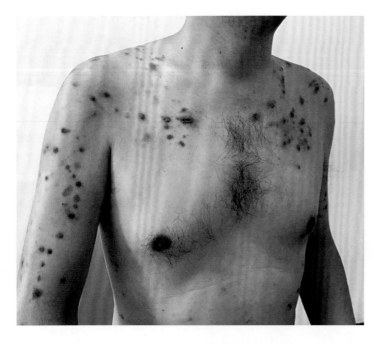

◀临床特征：胸部、上肢红色丘疹、结节，孤立分布

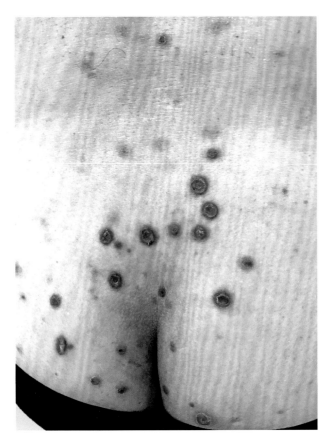

◀临床特征：腰臀部多数红色丘疹、结节，孤立分布，结节近似圆形，中央凹陷

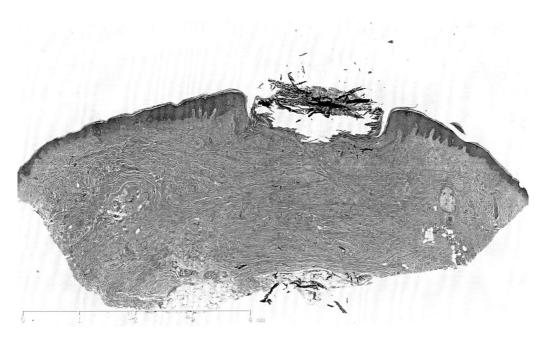

▲ 病理学特征：表皮内见一杯状凹陷性病灶，表面坏死性结痂

71

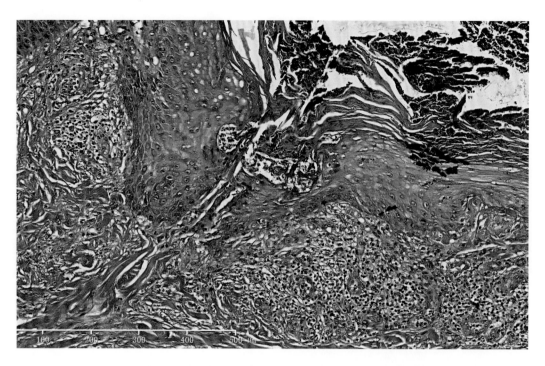

▲ 病理学特征：坏死痂混杂角质物，其下方表皮萎缩变薄，可见胶原纤维经表皮排出现象，周围慢性炎症细胞浸润

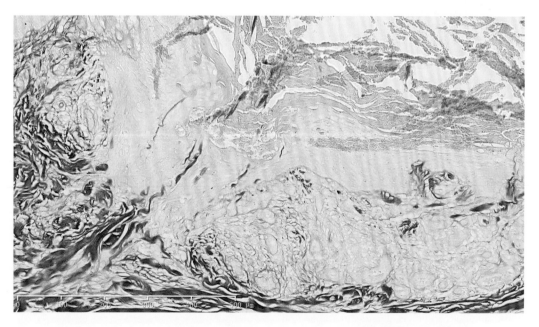

▲ 病理学特征：Verhoeff-van Gieson染色显示有红染的胶原纤维经表皮排出

| 临床要点 |

▶ 获得性反应性穿通性胶原病是获得性穿通性疾病的一种。

▶ 成人发病为主。

▶ 潜在的基础疾病包括糖尿病终末期、慢性肾功能不全终末期、肝病等。

▶ 好发部位为下肢。

▶ 临床表现为丘疹、结节，黄豆至硬币大小，中央凹陷，边缘稍隆起，表面结痂或覆黏着性黄色胶样物质。

▶ 组织病理：表皮呈杯状凹陷，内为角质栓，角质栓由角化不全碎片、变性的胶原纤维以及炎症细胞组成；角质栓下方表皮变薄、萎缩，可见胶原束穿通表皮。

▶ Verhoeff-van Gieson染色示杯状凹陷底部的真皮有红色胶原纤维穿通表皮。

（中国医学科学院皮肤病医院　姜祎群）

病例 **19** 脂肿性脱发
lipedematous alopecia

| **临床资料** |

◎ 患者，男性，32岁。

◎ 头皮隆起性斑块、脱发20余年。

◎ 20年前患者无明显诱因头皮出现隆起性斑块，渐增大，并伴有秃发。

◎ 系统检查：未见明显异常。

◎ 皮肤科检查：头皮后侧部一约15 cm×20 cm大小的隆起性斑块，淡褐色，边界清楚，触之有海绵样感，无压痛，其上毛发稀疏、细软，长约5 mm。

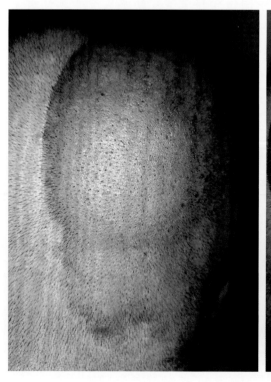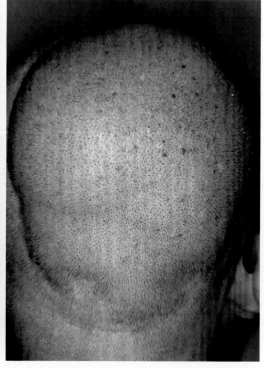

▲ 临床特征：头皮后侧部一约15 cm×20 cm大小的隆起性斑块，淡褐色，边界清楚，其上毛发稀疏、细软

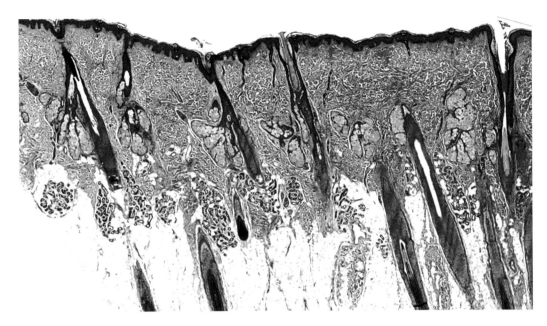

▲ 病理学特征：皮下脂肪上移，正常毛囊减少，无黏液沉积、炎症细胞浸润及瘢痕形成

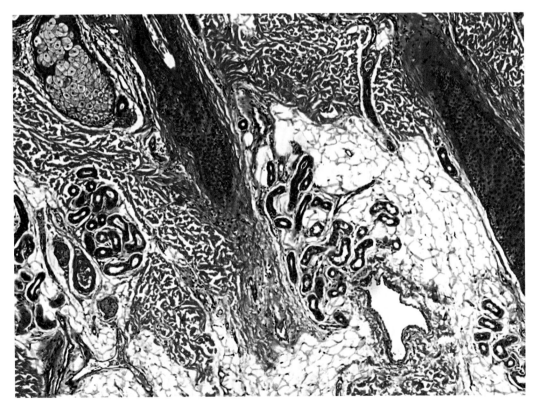

▲ 病理学特征：皮下脂肪上移，局部淋巴管扩张

| 临床要点 |

▶ 脂肿性脱发（lipedematous alopecia）是一种罕见的、病因未明的非炎症性脱发。

▶ 可能与皮肤和关节弹性过度、盘状红斑狼疮、高脂血症、干燥综合征、糖尿病、肾衰竭、雄激素性脱发等临床疾病相关。

▶ 成年黑人女性多见，近年来有白人女性、东方人及男性发病的报道。

▶ 病变可累及整个头皮，但以头顶区和枕区受累多见。

▶ 临床表现为头皮明显增厚，触之有海绵样或沼泽样感，头发细、短、碎，长度<2 cm或出现脱发。

▶ 不伴有脱发者称为脂肿性头皮（lipedematous scalp）。

▶ 受累区域可伴瘙痒、麻木及疼痛等不适。

▶ 超声、CT及MRI检查可见皮下组织不规则增厚。

▶ 皮肤镜下脂肿性头皮可见头皮褶皱和线状区域的毛细血管扩张。

▶ 组织病理：皮下脂肪增厚，可见脂肪侵入真皮现象，部分可见淋巴管扩张，伴少数或无黏蛋白沉积。伴有脱发者可见毛囊数量减少，但无炎症及瘢痕形成。

（山东大学齐鲁医院　王玉坤　郭淑兰　李昕雨）

疣状汗孔角化症
verrucous porokeratosis

| 临床资料 |

◎ 患者，男性，49岁。

◎ 全身皮疹40年。

◎ 40年前无明显诱因全身出现丘疹、斑块和结节，偶伴瘙痒，未诊治。

◎ 斑块结节逐渐增大，部分融合，呈疣状。

◎ 系统检查：未见明显异常。

◎ 皮肤科检查：全身散在大小不等疣状斑块和结节，部分融合，周围略有堤状隆起，以四肢、臀部和阴囊明显。

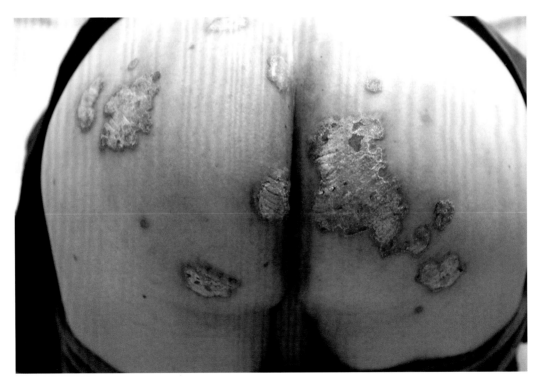

▲ 临床特征：臀部可见疣状斑块，部分融合成片，斑块周边略有堤状隆起

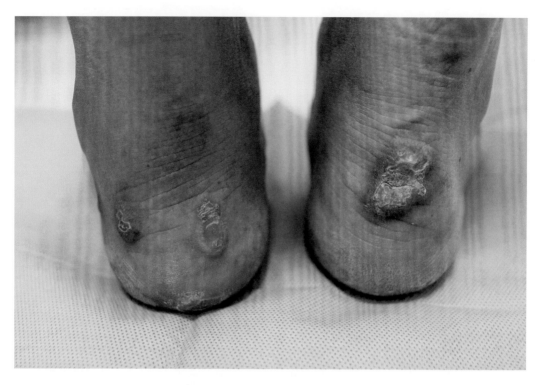

▲ 临床特征：双侧足后跟可见疣状斑块和结节，表面粗糙

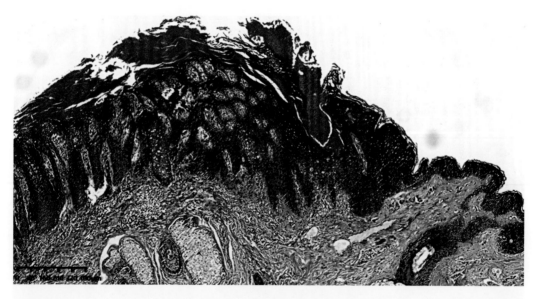

▲ 病理学特征：角化过度，棘层增厚，部分区域表皮凹陷，其中可见成角度的角化不全柱

｜ 临床要点 ｜

► 汗孔角化症是一种慢性进行性角化不全性皮肤病。

► 多呈常染色体显性遗传。

► 疣状汗孔角化症是汗孔角化症中的特殊类型。

► 男性多见。

► 多见于臀部、生殖器等易受压或摩擦部位。

► 临床表现为散在分布疣状斑块和结节，部分融合，表面粗糙，皮损表面角化过度显著。

► 皮损边缘有时可见堤状隆起，中央凹陷。

► 部分患者有瘙痒。

► 组织病理：明显的角化过度和棘层肥厚，表皮内可见由角化不全细胞组成的成角度的角化不全柱，其下方颗粒层减少或消失，棘层内有角化不良细胞。

（重庆医科大学附属第一医院皮肤科　方圣）

炎症性线状疣状表皮痣
inflammatory linear verrucous epidermal nevus

| 临床资料 |

◎ 患者，男性，31岁。

◎ 左足底鳞屑性斑块26年。

◎ 26年前患者无明显诱因左足底出现鳞屑性红斑、斑块，面积渐增大，融合呈片，瘙痒明显。

◎ 曾按"湿疹、银屑病"治疗，疗效欠佳。

◎ 系统检查：未见明显异常。

◎ 皮肤科检查：左足内侧缘及足底部肥厚性淡红色斑块，界清，上覆白色鳞屑，局部皲裂。

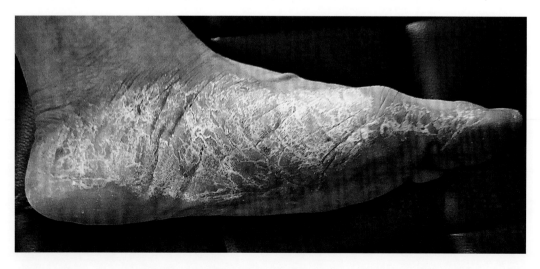

▲ 临床特征：左足内侧缘及足底部肥厚性淡红色斑块，界清，上覆白色鳞屑，局部皲裂

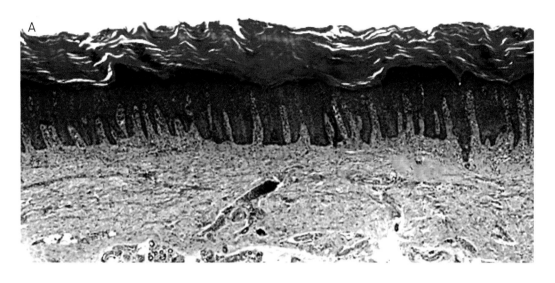

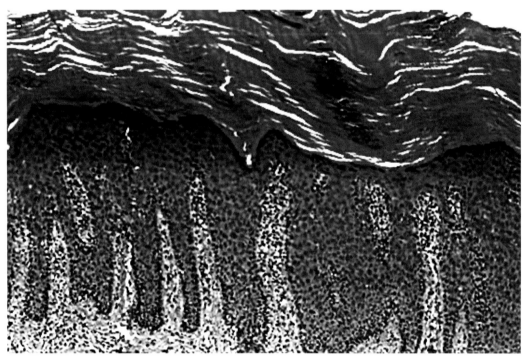

▲ 病理学特征（A、B）：正角化过度与角化不全交替出现，表皮银屑病样增生，颗粒层增厚与消失交替出现，真皮乳头层及浅层血管周围少量以淋巴细胞为主的炎症细胞浸润

| 临床要点 |

▶ 炎症性线状疣状表皮痣（inflammatory linear verrucous epidermal nevus）是一种少见的发病于婴儿或儿童期的皮肤病。

▶ 75%的病例在5岁以内发病。

▶ 女性多见。

▶ 病因尚未明确，可能与角质形成细胞生长失调有关。

▶ 皮损好发于单侧小腿、股部及臀部。少见双侧分布。

▶ 临床表现为鳞屑性红色丘疹、斑块，可融合呈线状分布，常有苔藓样变及表皮剥脱。

▶ 常伴有显著瘙痒。

▶ 组织病理：表皮银屑病样增生，正角化过度与角化不全交替出现，角化不全下方颗粒层消失，正角化过度下方颗粒层增厚，偶可见Munro微脓肿。真皮浅层血管周围可见少量淋巴细胞浸润。

（山东大学齐鲁医院　王玉坤　郭淑兰　李昕雨）

屈侧网状色素异常症
Dowling-Degos disease

| 临床资料 |

◎ 患者，女性，33岁。

◎ 面、颈、腋下、四肢皮疹17年。

◎ 17年前无明显诱因发现颈部、腋下红色、褐色丘疹，逐渐增多，累及肘部、腕部、小腿，有时瘙痒。

◎ 其父亲、弟弟、姑姑、姑姑家的堂姐以及女儿有类似皮疹。

◎ 系统检查：未见明显异常。

◎ 皮肤科检查：颈部、腋下、肘窝、手腕、手背、小腿可见对称分布的红色或褐色丘疹，1~3 mm大小，部分融合成网状，口周雀斑样褐色斑点，躯干密集分布的浅色斑疹、斑丘疹。

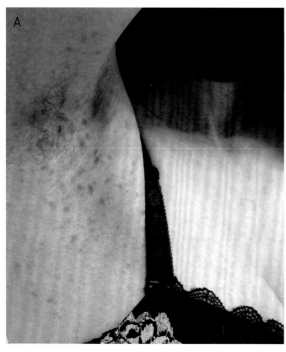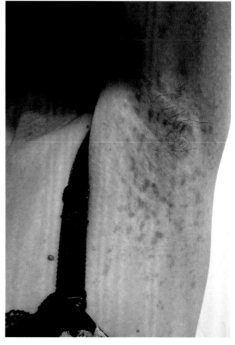

A

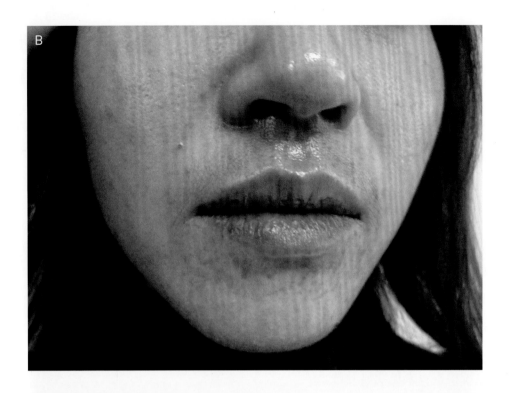

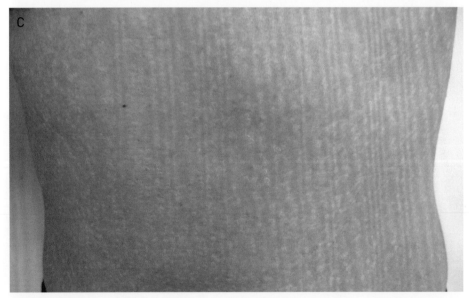

▲ 临床特征（A～C）：双侧腋下可见对称分布的褐色或者棕红色丘疹，1～3 mm大小，略有薄屑，部分融合成网状，口周雀斑样褐色斑点，躯干密集分布的浅色斑疹、斑丘疹

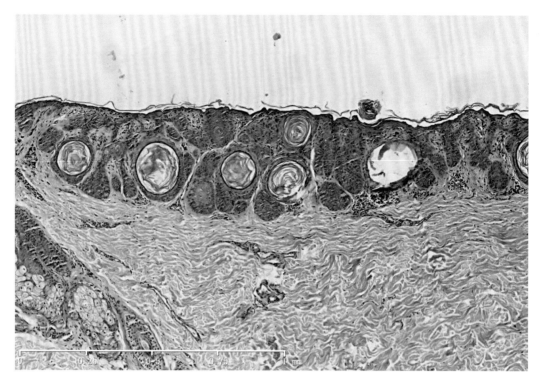

▲ 病理学特征：表皮皮突延长，多数角囊肿结构

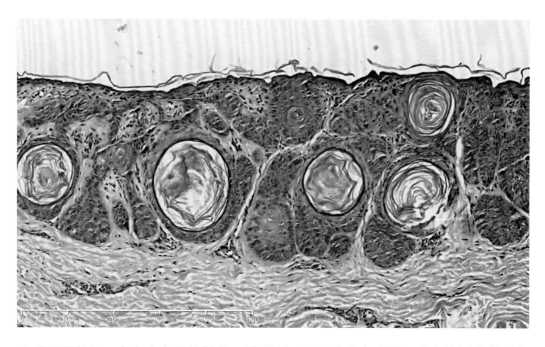

▲ 病理学特征：表皮皮突呈棒槌状一致下延，可见多数角囊肿，真皮浅层少数噬色素细胞和淋巴细胞浸润

| 临床要点 |

► 屈侧网状色素异常症（Dowling-Degos disease，简称DDD）是一种罕见的常染色体显性遗传性皮肤病。

► 可以分成两种类型：经典型和泛发型。

► 经典型主要表现为获得性屈侧或皱褶部位网状色素沉着改变。

► 泛发型除了屈侧经典性损害，同时躯干泛发色素沉着或色素减退性丘疹，有时还累及四肢，发生角化性丘疹。

► 本例患者属于泛发型。

► 本病和*KRT5*、*POFUT*1或*POGLUT*1基因突变相关。

► 通常青春期后出疹。

► 典型临床表现为角化性丘疹，屈侧发生者往往红色或者褐色，形成网状的外观；泛发躯干者表现为色素沉着或者色素减退性丘疹。

► 组织病理：真皮乳头上方表皮变薄，皮突指状下延，偶尔见到棘层松解现象，色素沉着性损害可见基底层色素增多。

（中国医学科学院皮肤病医院　姜祎群）

病例 **23** 疱疹样天疱疮
herpetiform pemphigus

| 临床资料 |

◎ 患者，男性，66岁。

◎ 全身泛发皮疹伴瘙痒2个月。

◎ 患者2个月前无明显诱因脐周出现环形红斑、小水疱，伴轻微瘙痒，搔抓后破溃渗出，未诊治，后皮损逐渐增多发展至全身。

◎ 系统检查：未见明显异常。

◎ 皮肤科检查：躯干及四肢泛发环形红斑、丘疹，部分融合成片，皮损边缘稍隆起，其上散在针尖至绿豆大小的张力性水疱，疱液清亮，部分表皮糜烂、结痂，黏膜未受累。

◎ 实验室检查：嗜酸性粒细胞计数偏高，补体C3偏低。

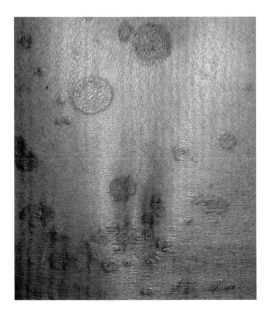

◀临床特征：背部可见大小不等环状红斑，边缘隆起，周边散在红色丘疱疹，部分结痂

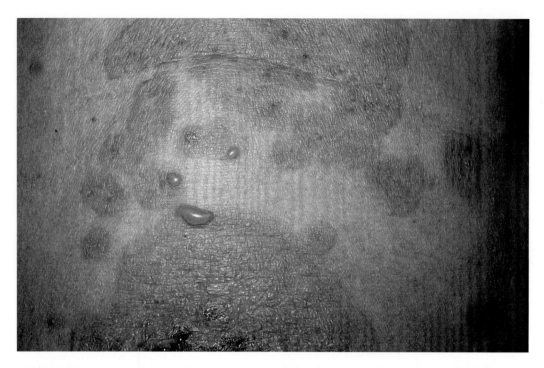

▲ 临床特征：腹部大小不一的环状红斑，境界清楚，隆起性边缘上散在分布淡黄色张力性水疱，部分表皮糜烂

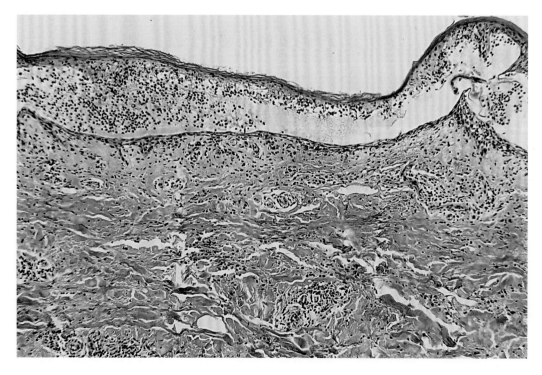

▲ 病理学特征：表皮内水疱形成，水疱位于棘层中部，疱内可见嗜酸性粒细胞，真皮浅层大量炎症细胞浸润

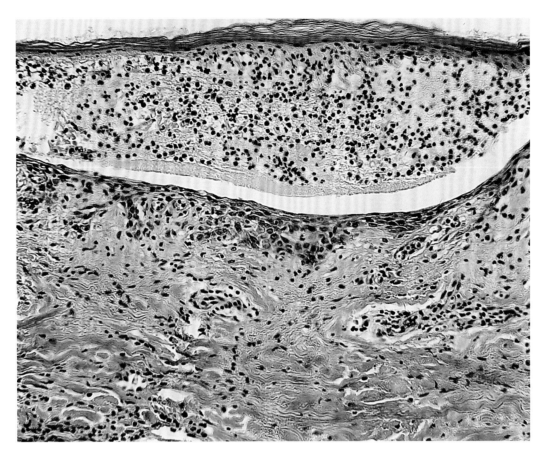

▲ 病理学特征：表皮内水疱形成，伴海绵水肿，疱内有大量嗜酸性粒细胞和淋巴细胞，真皮浅层可见嗜酸性粒细胞和淋巴细胞浸润

| 临床要点 |

▶ 疱疹样天疱疮是天疱疮的一个类型。

▶ 可与寻常型天疱疮合并发生。

▶ 多见于中老年。

▶ 好发部位为胸、腹、背部及四肢近端。

▶ 临床表现为环形或多环形红斑，上有小水疱，疱壁紧张，偶有大疱。

▶ 皮损剧痒。

▶ 组织病理：嗜酸性海绵水肿是常见的表现，棘层松解和表皮内水疱或脓疱形成，疱内可见较多嗜酸性粒细胞及中性粒细胞。

▶ 直接免疫荧光：表皮细胞间有IgG和C3的沉积。

▶ 血清中有低滴度的抗表皮细胞间物质自身抗体Dsg1、Dsg3。

▶ 需要与IgA天疱疮及疱疹样皮炎鉴别。

（北京医院皮肤科　韩玉　常建民）

IgG4 相关性疾病
IgG4 related disease

| 临床资料 |

◎ 患者，女性，61岁。

◎ 面部及前胸瘙痒性结节及斑块1年。

◎ 1年前无明显诱因面部、前胸出现红色丘疹、斑块、结节，伴痒。

◎ 颈部淋巴结肿大伴口眼干燥10年。

◎ 系统检查：双侧颈部淋巴结肿大。

◎ 皮肤科检查：右侧眼部周围、面颊及下颌部位散在暗紫红色质韧斑块、结节，左下颌角处少量红色结节，前胸局部可见类似皮损。

◎ 实验室检查：红细胞沉降率（ESR）62 mm/h；免疫固定电泳未见M蛋白；IgG、IgM 和IgA正常范围；IgE 277.0 KU/L；IgG亚类：IgG1~IgG3 正常范围，IgG4 17 100 mg/L （80~1400 mg/L）。

◎ 影像学检查：口咽部MRI显示两侧腮腺信号不均匀，其内多发卵圆形异常信号，高度怀疑肿大淋巴结，右侧颌下区及两侧颈部血管旁多发肿大淋巴结。胰腺MRI未见异常。

◎ 淋巴结病理检查：淋巴结活检显示淋巴组织反应性增生，建议排除IgG4相关性疾病。

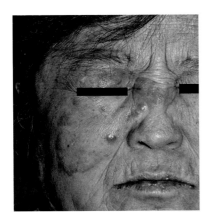

◀临床特征：右侧眼部周围及面颊暗紫红色丘疹、斑块，质地韧

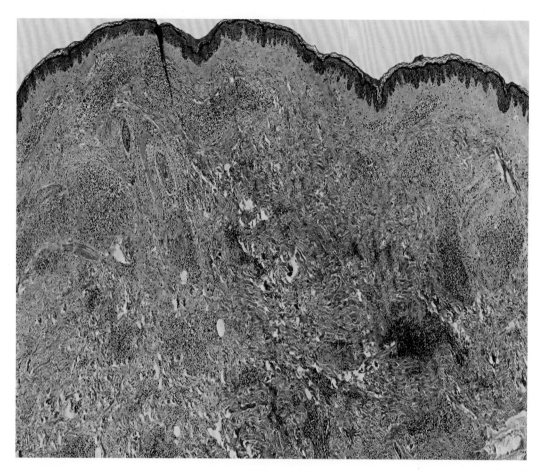

▲ 病理学特征：真皮血管周围淋巴细胞及浆细胞结节状分布

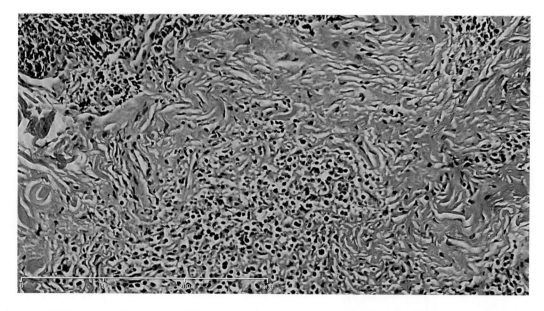

▲ 病理学特征：淋巴细胞及浆细胞灶状浸润，血管周围纤维组织增生

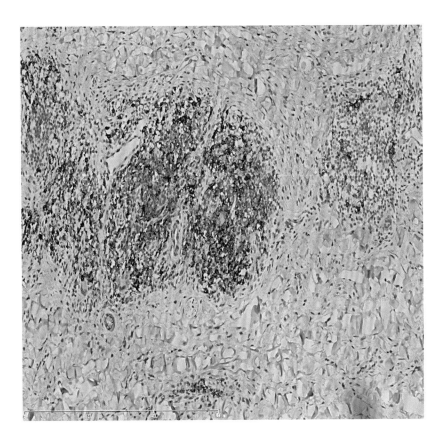

◀病理学特征：
CD38显示浆细
胞浸润

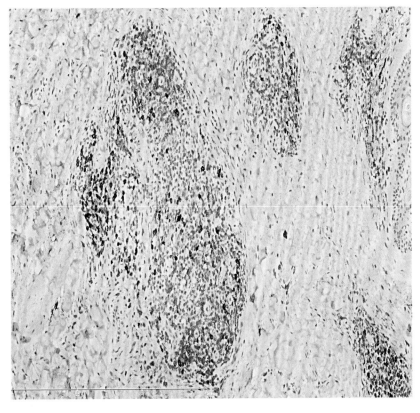

◀病理学特征：
显示IgG4阳性的
浆细胞（平均
80个/HP）

| 临床要点 |

▶ IgG4相关性疾病是一种系统性慢性疾病，合成IgG4的浆细胞在受累脏器内浸润，造成受累器官的肿胀、硬化及功能障碍。

▶ 2011年Umehara等提出IgG4相关性疾病的诊断指标包括：临床上一个或多个器官出现病变；外周血IgG4>1350 mg/L；组织中IgG4$^+$细胞>10个/高倍视野，IgG4$^+$/IgG$^+$浆细胞比值>40%。

▶ 组织病理：淋巴细胞及浆细胞浸润，席纹状纤维组织增生，嗜酸性粒细胞浸润以及闭塞性血管炎。

▶ 皮肤组织病理鉴别诊断包括皮肤假性淋巴瘤、B细胞淋巴瘤、浆细胞型多中心Castleman病、Rosai-Dorfman病、面部肉芽肿和持久性隆起性红斑等。

▶ 本病皮肤受累较少见，可以是首发症状，因此出现皮肤病受累的患者需要长期密切随诊，及时发现其他器官的受累。

（北京协和医院皮肤科　渠涛）

黑踵病
black heel

| 临床资料 |

◎ 患者，男性，46岁。

◎ 右手掌皮疹2个月。

◎ 2个月前偶然发现右手掌心出现黑色斑点，略凸出。

◎ 2个月来皮疹无明显变化，无破溃，有轻压痛。

◎ 系统检查：未见明显异常。

◎ 皮肤科检查：右手掌中央黑褐色小丘疹，边界清楚，表面无破溃。

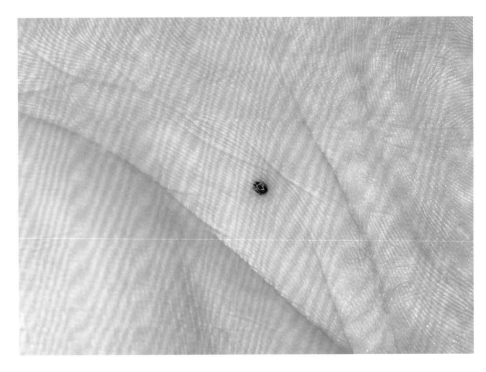

▲ 临床特征：右手掌中央黑色小丘疹，边界清楚，表面无破溃

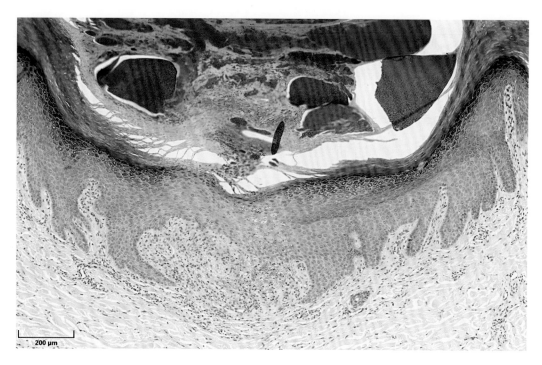

▲ 病理学特征：角质层内可见大量无定形、淡染的嗜伊红物质（角质层内出血）

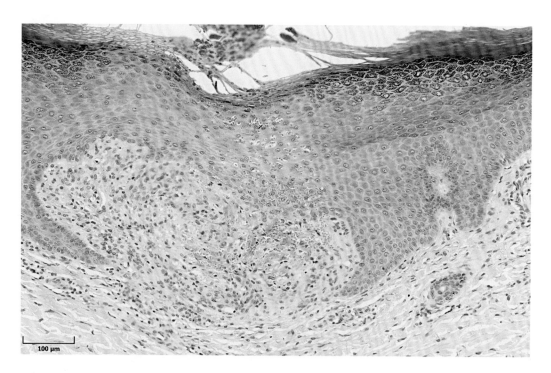

▲ 病理学特征：真皮乳头层毛细血管周围红细胞外溢，表皮内可见红细胞

| 临床要点 |

▶ 黑踵病（black heel）又称足跟瘀点。

▶ 认为与局部反复受摩擦刺激或损伤有关。

▶ 好发于青少年，尤其以球类运动员多见。

▶ 常见于单侧或双侧足跟侧面或后面，也可见于足趾末端、手掌。

▶ 常表现为群集性蓝黑色、褐色、黑色的小斑点，压之不褪色，可呈线状。

▶ 通常无自觉症状。

▶ 组织病理：表皮角化过度，角质层内有大量无定形、淡染的嗜伊红物质，这些物质来源于血红蛋白，真皮乳头层毛细血管周围有红细胞溢出。

（北京医院皮肤科　张秋鹏　常建民）

先天性色素性隆凸性皮肤纤维肉瘤

congenital pigmented dermatofibrosarcoma protuberans

| **临床资料** |

◎ 患者，女性，7岁。

◎ 左手腕部伸侧先天性青褐色斑。

◎ 患者出生时即发现左手腕部伸侧片状青褐色斑，皮损逐渐扩大。

◎ 近3年来皮损内出现数个米粒至黄豆大小触痛性皮下结节。

◎ 患儿第1胎第1产，足月顺产，局部无外伤史，生长发育史正常。

◎ 家族中无类似患者，无遗传病史。

◎ 皮肤科检查：左手腕部伸侧可见一约5 cm×3 cm大小的青褐色斑片，边界不清，皮损内可触及数个米粒至黄豆大小皮下结节。

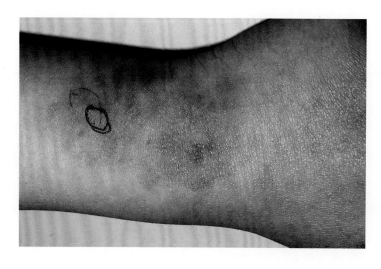

◀临床特征：左手腕部伸侧可见一约5 cm×3 cm大小的青褐色斑片，边界不清

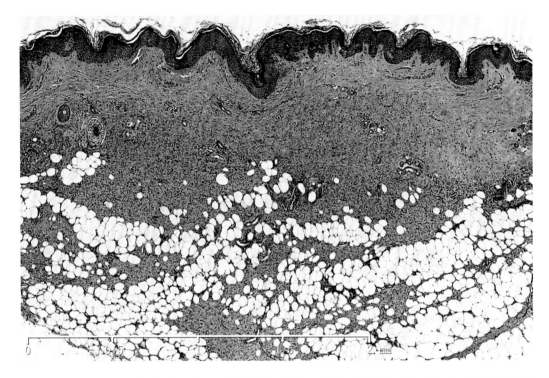

▲ 病理学特征：表皮大致正常，真皮萎缩变薄，真皮中深层及皮下组织弥漫性梭形细胞浸润

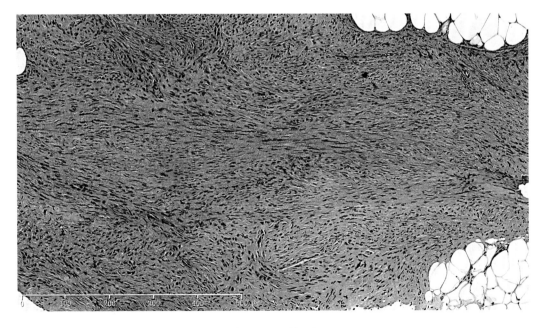

▲ 病理学特征：梭形细胞局部呈"席纹状"排列

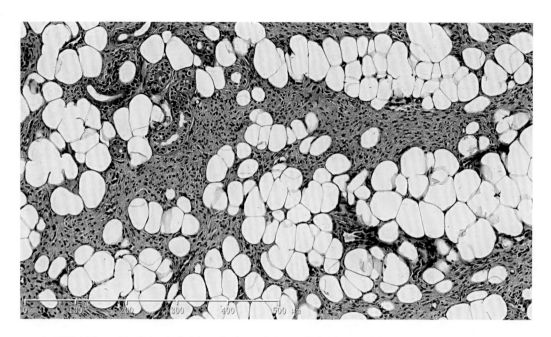

▲ 病理学特征：梭形细胞穿插于脂肪细胞间，分割脂肪细胞，呈"花边样"外观

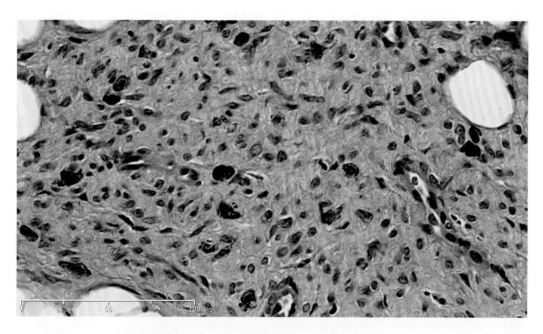

▲ 病理学特征：梭形细胞间见散在黑素细胞及色素颗粒

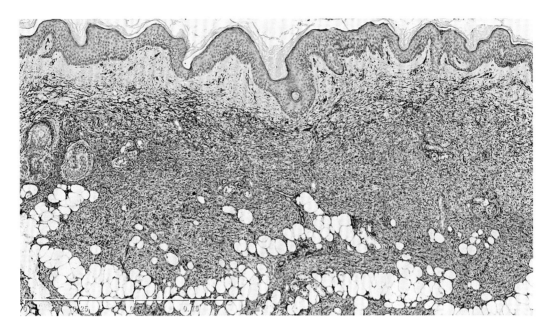

▲ 免疫组化：CD34染色显示梭形细胞弥漫强阳性表达

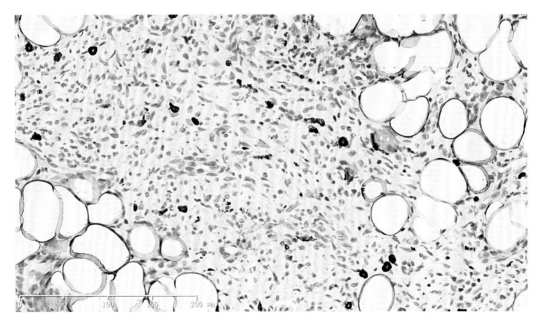

▲ 免疫组化：S100染色显示梭形细胞阴性，黑素细胞阳性表达

| 临床要点 |

▶ 隆凸性皮肤纤维肉瘤（dermatofibrosarcoma protuberans, DFSP）是一种少见的低度恶性纤维性肿瘤。

▶ 色素性隆凸性皮肤纤维肉瘤（pigmented dermatofibrosarcoma protuberans）又称 Bednar瘤或色素性涡纹状神经纤维瘤，是DFSP的一种罕见亚型，占所有DFSP病例的不到5%。

▶ 临床上DFSP易误诊为瘢痕疙瘩，Bednar瘤容易误诊为蓝痣、血管瘤等。

▶ 色素性隆凸性皮肤纤维肉瘤基本特征和DFSP一致，但病变组织中可见黑素细胞及色素颗粒沉积。

▶ DFSP常伴有*COL1A*1和*PDGFB*融合基因改变，但色素性DFSP中黑素细胞存在的原因尚不清楚，可能与肿瘤细胞向神经外胚叶多元分化或与黑素细胞定殖有关。

▶ DFSP好发于30~50岁；但Bednar瘤发病年龄相对较小，儿童常见，部分为先天发生。

▶ DFSP好发于躯干部；但Bednar瘤更常见于四肢。

▶ 临床上DFSP常表现为质韧的红色斑块、结节，局部可有萎缩；Bednar瘤多表现为青褐色斑片，边界不清，局部可触及皮下结节。

▶ 组织病理：真皮内见弥漫性梭形细胞浸润，呈"席纹状""涡纹状""车辐状"排列，肿瘤细胞向皮下组织呈侵袭性生长，分割脂肪细胞形成"花边状""蜂窝煤"状外观，肿瘤细胞异型及核分裂象少见；Bednar瘤的基本病理表现与DFSP一致，但病变组织中可见黑素细胞及色素颗粒沉积。

▶ 免疫组化：DFSP中肿瘤细胞CD34呈弥漫强阳性表达，但不表达S100；Bednar瘤中，黑素细胞呈S100阳性表达。

▶ 病理上儿童的DFSP主要须需与徽章样真皮树突细胞错构瘤、皮肤纤维瘤鉴别；Bednar瘤需与神经纤维瘤、蓝痣、黑素瘤等鉴别。

（中国医学科学院皮肤病医院病理科　张莹　陈浩）

病例 27 先天性色素性隆凸性皮肤纤维肉瘤
congenital pigmented dermatofibrosarcoma protuberans

| 临床资料 |

◎ 患儿，男性，15个月。

◎ 背部紫红色结节15个月。

◎ 患儿生后后背部即出现黄豆大小红色结节，质软，后肿物缓慢增大至3 cm×3 cm，隆起于皮面。

◎ 系第1胎第1产，足月顺产，出生时体质量3.8 kg。父母非近亲结婚。

◎ 家族中未见类似病史。

◎ 系统检查：未见明显异常。

◎ 皮肤科检查：背部可见3 cm×3 cm青紫色扁平结节，隆起于皮面，边界不清，触之质韧。

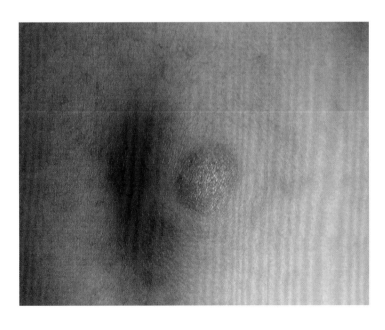

◀临床特征：背部青紫色结节，3 cm×3 cm，隆起于皮面

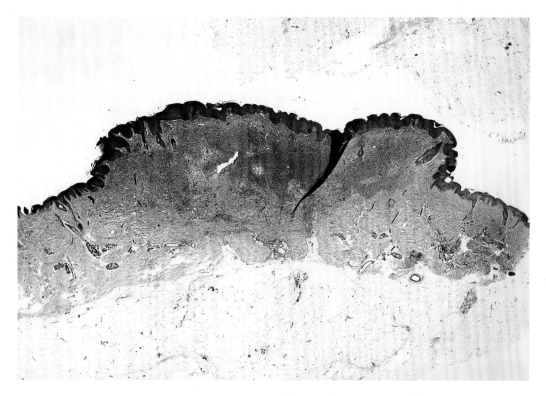

▲ 病理学特征：肿瘤位于真皮全层，边界较清，主要由梭形细胞形成

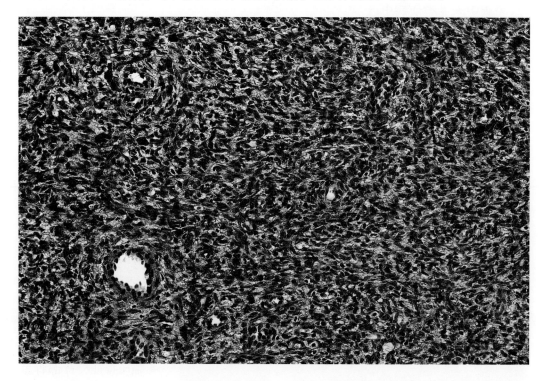

▲ 病理学特征：肿瘤主要由梭形细胞形成，梭形细胞无明显异型性，其间可见散在树突状黑素细胞

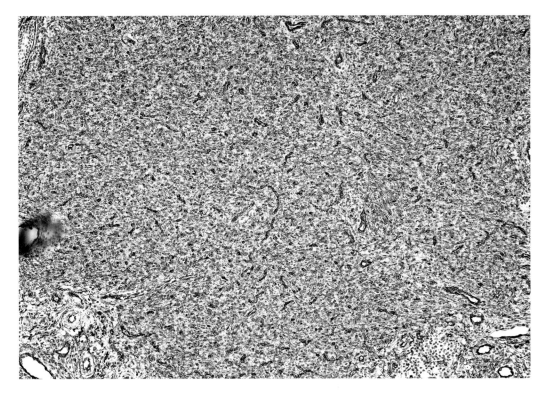

▲ 病理学特征：肿瘤细胞CD34表达阳性

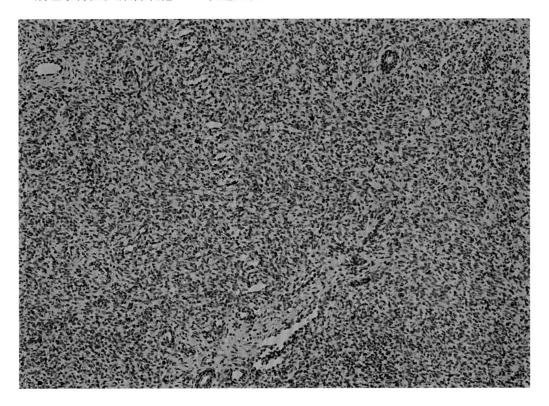

▲ 病理学特征：肿瘤细胞FXⅢa表达阴性

｜ 临床要点 ｜

▶ 色素性隆凸性皮肤纤维肉瘤（pigmented dermatofibrosarcoma protuberans）又称
   Bednar 肿瘤。

▶ 是隆凸性皮肤纤维肉瘤的一种少见亚型。

▶ 占隆凸性皮肤纤维肉瘤的1%～5%。

▶ 先天性色素性隆凸性皮肤纤维肉瘤更加罕见。

▶ 多无明显侵袭性生长及局部转移。

▶ 临床表现与经典性隆凸性皮肤纤维肉瘤相似。

▶ 先天性色素性隆凸性皮肤纤维肉瘤临床上易误诊为血管瘤。

▶ 组织病理：瘤体多局限于真皮层，无明显侵袭性生长，肿瘤细胞分布更松散，
   可能看不到席纹状结构，肿瘤中出现树突状黑素细胞。

▶ 免疫组化：肿瘤细胞CD34阳性表达，FXⅢa阴性表达。

（首都儿科研究所皮肤科　邓维　高莹）

幼年性透明纤维瘤病
juvenile hyaline fibromatosis

| 临床资料 |

◎ 患儿，男性，7岁7个月。

◎ 牙龈增厚7年，头皮肿物6年。

◎ 患儿生后2个月发现下牙龈增厚，1岁半时出现头枕部花生米大小结节，后结节逐渐增大增多并累及头面、躯干及四肢，耳后、背部、阴茎出现米粒大小白色丘疹。

◎ 个人史：系第3胎第2产，足月顺产。父母非近亲结婚，母亲第一胎怀孕2个月自然流产。

◎ 家族中未见类似病史。

◎ 系统检查：未见明显异常。

◎ 皮肤科检查：头皮、耳后可见蚕豆至核桃大小肤色结节，触之质软，无压痛。耳后、背部、阴茎可见散在米粒大小白色丘疹，触之质韧，无压痛。

◎ 影像学检查：双侧肱骨远端多发性结节样低密度影。

◎ 全外显基因测序：ANTXR2：c1069（E13），缺失G；c470（E5）至c472（E5），缺失CAT。

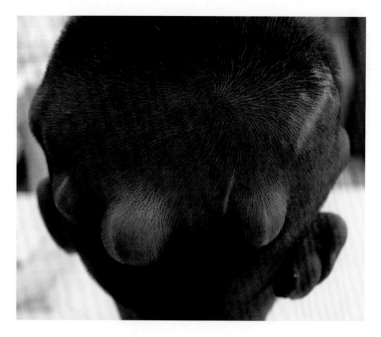

◀临床特征：头枕部花
生米至核桃大小肤色结节

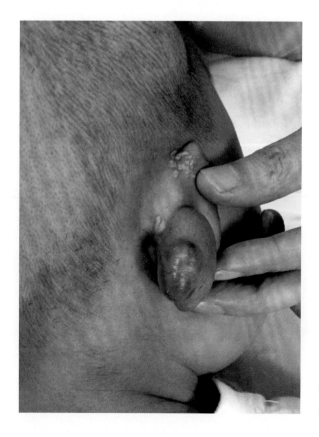

◀临床特征：耳廓可见一核桃大
小红色肿物及密集分布白色透明
丘疹

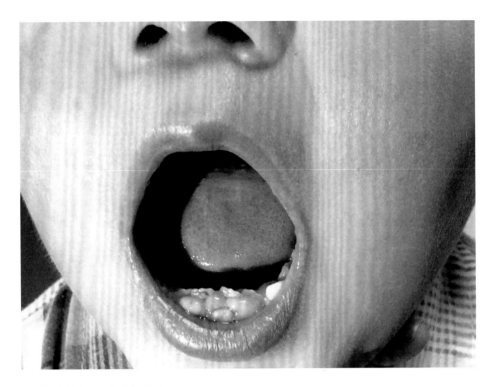

▲ 临床特征：齿龈增厚

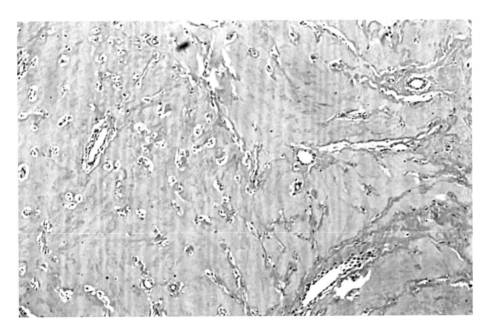

▲ 病理学特征：肿瘤组织由成纤维细胞及大量基质组成

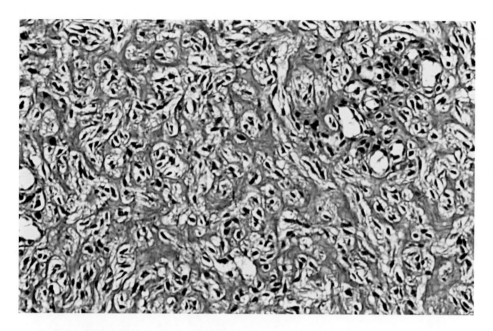

▲ 病理学特征：瘤体内成纤维细胞核椭圆形，胞质丰富、淡染

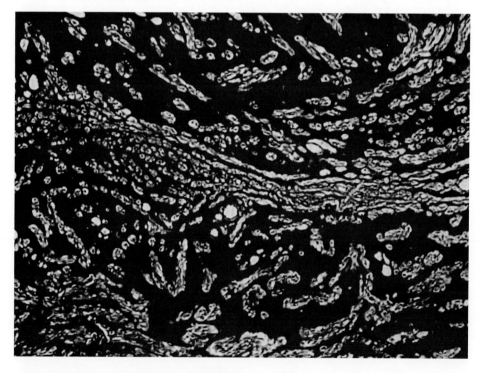

▲ 病理学特征：PAS染色显示强阳性

| 临床要点 |

► 幼年性透明纤维瘤病（juvenile hyaline fibromatosis）临床罕见。

► 常染色体隐性遗传。

► 多发生于早产儿，亦可见于1~5岁幼儿。

► 可伴发智力低下、齿龈增生、屈曲挛缩和溶骨性骨损害。

► 临床表现为多发皮下结节，逐渐增大，伴齿龈增厚及屈曲挛缩。

► 大结节常见于头皮。

► 系统性幼年性透明纤维瘤病是严重一型，表现为玻璃样物质沉积于多个内脏器官和反复感染，大部分患者在儿童早期死亡。

► 组织病理：结节由成纤维细胞及大量基质组成，细胞核椭圆形，胞质丰富、淡染，基质均匀一致、嗜酸性，呈软骨样外观。

► 特殊染色：PAS阳性。

► 基因测序可出现定位于4q21区的炭疽毒素受体2基因（*ANTXR2*）突变，可导致血管内的透明性物质从基底膜溢出到血管间隙，形成该病的病理改变。

（首都儿科研究所皮肤科　邓维　高莹）

病例 **29** 支气管源性囊肿
bronchogenic cyst

| 临床资料 |

◎ 患者，男性，21岁。

◎ 左肩部红色斑块、表面糜烂渗出21年。

◎ 患者自幼发现左肩部一黄豆大小淡红色斑丘疹，界限较清楚，表面光滑，部分区域有破溃，伴少许黏性渗液，逐渐增大。

◎ 系统检查：未见明显异常。

◎ 皮肤科检查：左肩部可见一约1.5 cm×0.5 cm大小红色斑块，表面光滑，皮损境界清楚，中央糜烂，有黏液性渗液。

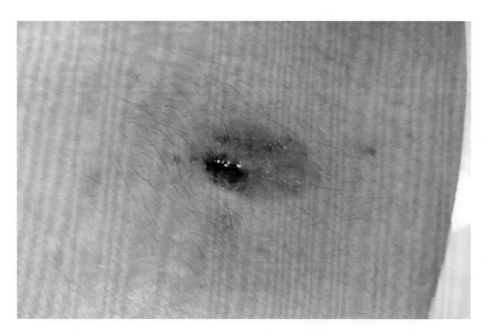

▲ 临床特征：左肩部可见一约1.5 cm×0.5 cm大小红色斑块，表面光滑，皮损境界清楚，中央糜烂，有黏性渗液

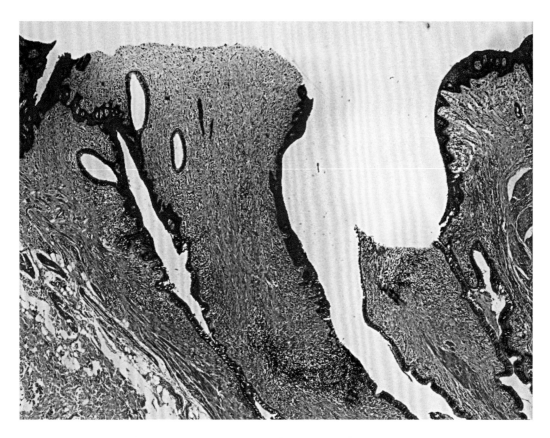

▲ 病理学特征：局部表皮突延长，基底层完整，中央部分表皮缺失，其下表皮鳞状上皮移行成为假复层柱状上皮，真皮内囊肿形成，囊肿周围淋巴细胞、浆细胞、中性粒细胞浸润，囊壁为鳞状上皮细胞及柱状上皮细胞，有黏液状液体，深部囊壁可见明显杯状细胞

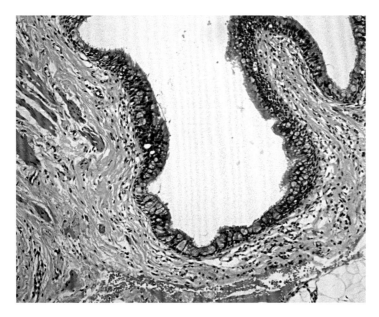

◀病理学特征：真皮内囊肿，囊壁由杯状细胞组成，其上见纤毛样结构，周边见多数平滑肌束，少量淋巴细胞、浆细胞浸润

| 临床要点 |

▶ 支气管源性囊肿是一种先天发育异常的良性疾病。

▶ 发生于皮肤的支气管源性囊肿较少见，往往出生时即存在，或于儿童期发现，也可较大年龄时发生。

▶ 常发生在心前区、胸骨切迹上方或胸锁乳突肌下。

▶ 临床表现不一，可以是皮肤囊性结节、窦道，甚至呈乳头瘤样生长。

▶ 大多无自觉症状，有窦道的囊肿可流出黏液样液体。

▶ 组织病理：囊肿主要位于真皮和皮下组织。囊壁由假复层柱状上皮组成，可见纤维上皮细胞，散在多或少的杯状细胞，并存在鳞状上皮细胞化生。囊壁内可见到平滑肌及黏液腺，偶见软骨。

▶ 本病在组织病理上需要与汗管囊腺瘤、黏蛋白性汗管化生相鉴别。

（深圳市人民医院皮肤科　党林）

| 临床资料 |

◎ 患者，女性，3岁。

◎ 腰背部斑块伴瘙痒3年，破溃2年余就诊。

◎ 患儿自出生始腰背部无明显诱因出现斑块，起初为肤色，质硬，移动度欠佳，伴明显瘙痒。

◎ 1岁时因摩擦搔抓导致破溃，形成溃疡，溃疡面经久不愈且逐渐扩大。

◎ 系统检查：未见明显异常。

◎ 皮肤科检查：背部可见一约6 cm×4 cm大小溃疡面，边界清晰，中央可见肉芽组织生长，表面可见脓性分泌物，溃疡周边皮肤稍隆起于皮面，活动度欠佳。

◎ 辅助检查：腰椎MRI示胸腰骶部脊髓未见明显异常，平T_{11}~L_3水平腰背部皮下脂肪不连续，该部位见条状软组织包块（似肌肉样信号）。

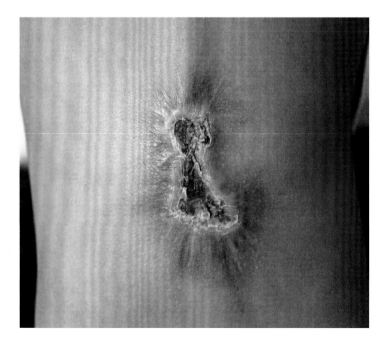

◀临床特征：背部可见一约6 cm×4 cm大小溃疡面，边界清晰，中央可见肉芽组织生长，溃疡周边皮肤稍隆起于皮面

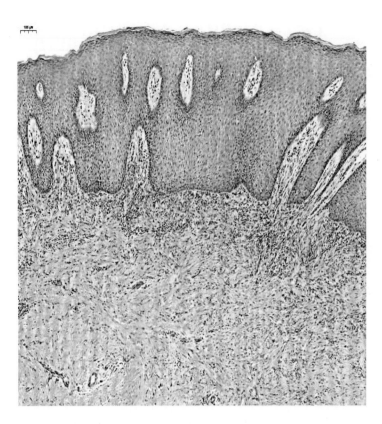

◀病理学特征：角化过度，棘层肥厚

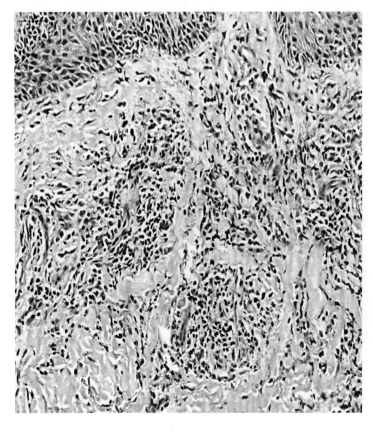

◀病理学特征：真皮梭形细胞浸润，呈结节状分布在胶原间质中，类似于皮肤纤维瘤

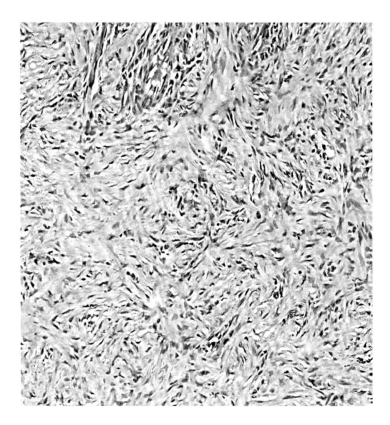

◀病理学特征：伴小血管增生，血管周围淋巴细胞、浆细胞及少量中性粒细胞浸润

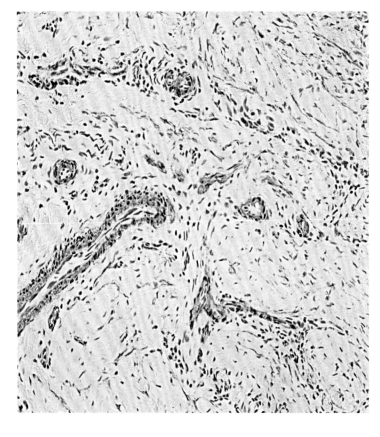

◀病理学特征：梭形细胞平滑肌肌动蛋白（SMA）表达阳性

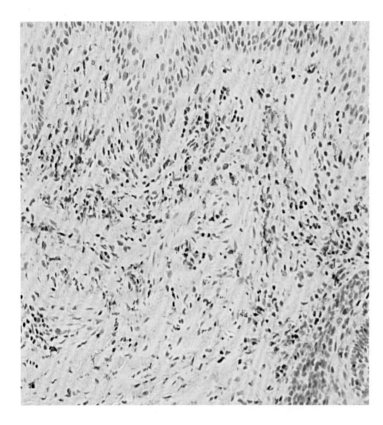

◀病理学特征：梭形细
胞FXⅢA表达阳性

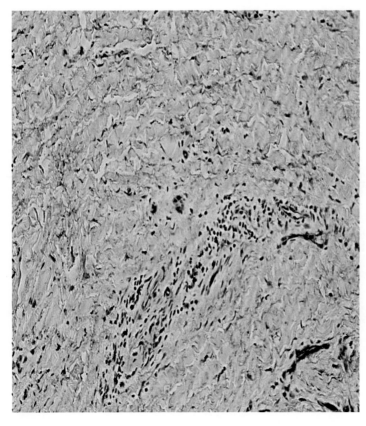

◀病理学特征：梭形细
胞CD34表达阴性

| 临床要点 |

▶ 幼年期的斑块状肌成纤维细胞瘤（plaque-like myofibroblastic tumor）是Clarke等人在2007年首次描述。

▶ 一种罕见的肿瘤，迄今为止仅有13例病例报告，其中9例在出生第一年发病。

▶ 明确诊断需要综合考虑患者年龄、发病部位、临床表现、组织病理及免疫组化结果。

▶ 肿瘤最常出现在下背部。

▶ 表现为一个缓慢生长的斑块，直径为数厘米，可由多个结节组成。

▶ 斑块可瘙痒，可破溃。

▶ 组织病理：结节状、界限清楚的梭形细胞增生，分布在胶原间质中，类似于皮肤纤维瘤。

▶ 免疫组化：平滑肌肌动蛋白（SMA）和FXⅢA因子阳性，CD34阴性。

（上海交通大学医学院附属新华医院皮肤科　韦若蕖　余红　姚志荣）

病例 **31** —— 多发性球血管肌瘤
multiple glomangiomyoma

| **临床资料** |

◎ 患者，男性，29岁。

◎ 双上臂、腰腹部、双股部蓝色丘疹渐增多无痛痒5年。

◎ 患者于5年前无明显诱因右侧上臂和腰腹部出现蓝色小丘疹，皮损渐增大、增多，累及左上臂及双股部，未予处理。

◎ 系统检查：未见明显异常。

◎ 皮肤科检查：双上臂、腰腹部、双股部散在绿豆粒至玉米粒大小的蓝色丘疹，质韧，表面光滑无破溃。

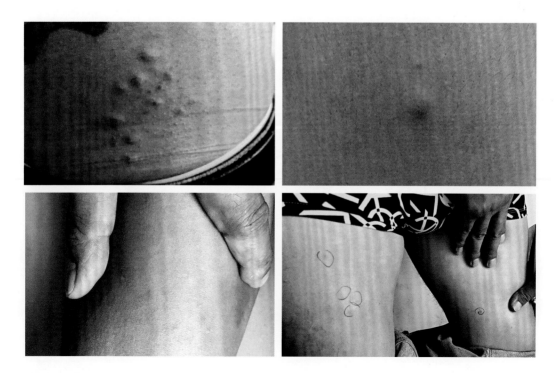

▲ 临床特征：腰腹部、左上臂屈侧、双股部散在绿豆粒至玉米粒大小的蓝色丘疹，表面光滑无破溃

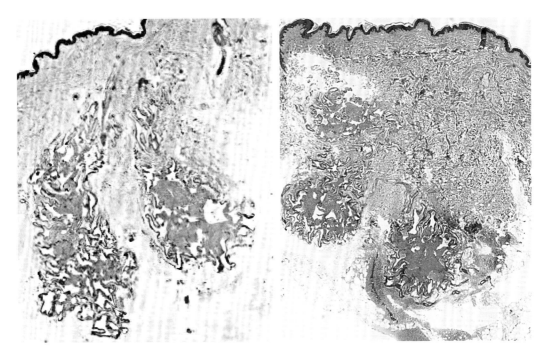

▲ 病理学特征：肿瘤位于真皮网状层及皮下脂肪层，界限清楚。增生的平滑肌细胞呈团块状与增生、扩张的血管相连接，呈菊花样外观，部分平滑肌细胞融入周围的实性血管球瘤细胞团块中

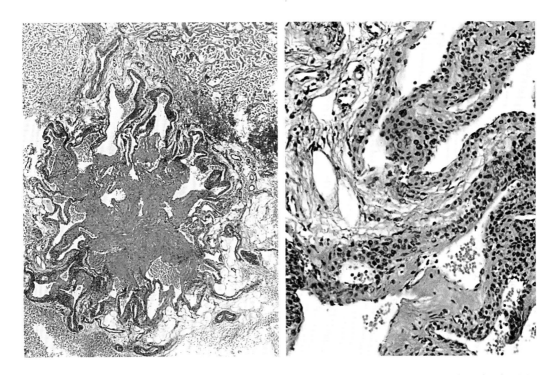

▲ 病理学特征：增生的平滑肌细胞呈团块状与增生、扩张的血管相连接，部分平滑肌细胞融入周围的实性血管球瘤细胞团块中

| 临床要点 |

▶ 球血管肌瘤（glomangiomyoma）又名血管球血管肌瘤。是血管球瘤（glomus tumor）的一种亚型，与经典血管球瘤（glomus tumor proper）、球血管瘤（glomangioma）、球血管瘤病（glomangiomatosis）、恶性潜能未明的血管球瘤（glomus tumor of uncertain malignant）和血管球肉瘤（glomangiosarcoma）具有谱系关系。

▶ 多发性皮损较为罕见，皮损多有疼痛。

▶ 组织病理：球血管肌瘤兼有血管球瘤及血管平滑肌瘤的特点。球细胞逐渐移行为长的成熟的平滑肌细胞。

（临沂市人民医院皮肤科　陈洪晓）

汗管瘤样肿瘤
syringomatous tumor

| 临床资料 |

◎ 患者，女性，44岁。

◎ 右乳头硬韧10年。

◎ 10年前无意中触摸右侧乳头摸到小米粒大小肿物，未处理，肿物逐渐增大。

◎ 曾于当地医院外科诊治，考虑为副乳。

◎ 2年前肿物增大明显，到当地医院乳腺外科诊治，结合超声检查诊断为乳头腺瘤。

◎ 发病以来无溢脓，有触痛。

◎ 系统检查：未见明显异常。

◎ 皮肤科检查：右侧乳头稍大，触及黄豆大小肿物，乳头不凹陷，无渗出。

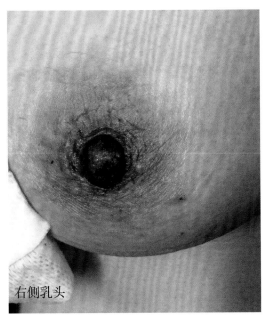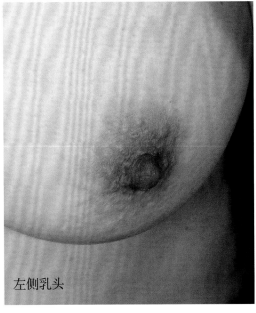

右侧乳头　　　　　　　　　　左侧乳头

▲ 临床特征：右侧乳头稍大，可触及黄豆大小肿物

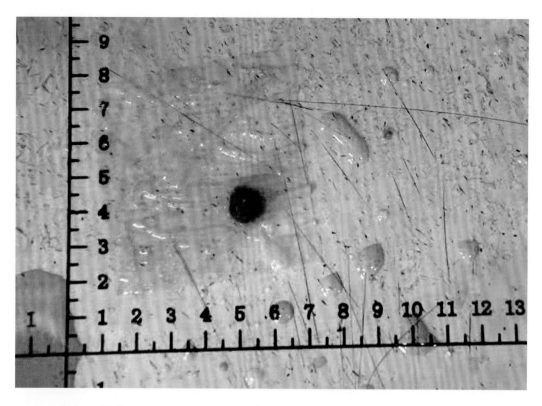

▲ 临床特征：肿物1 cm×1 cm大小，红色皮下结节

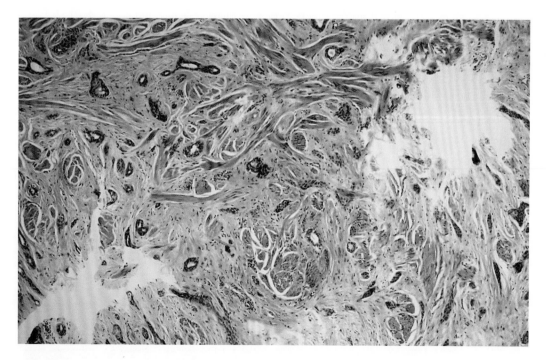

▲ 病理学特征：肿瘤位于真皮，侵及皮下组织，呈浸润性生长的增生小腺体、实性细胞巢及条索

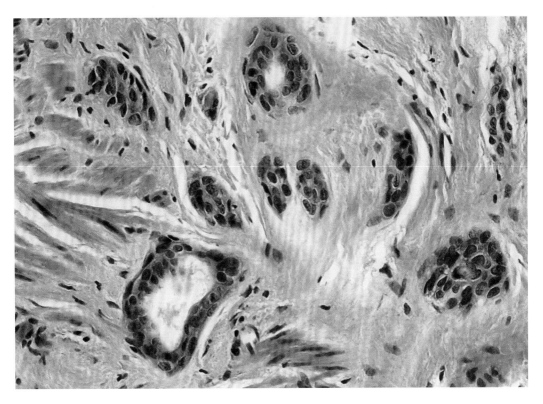

▲ 病理学特征：肿瘤细胞呈逗点状或蝌蚪状，呈小管、实性细胞巢及条索

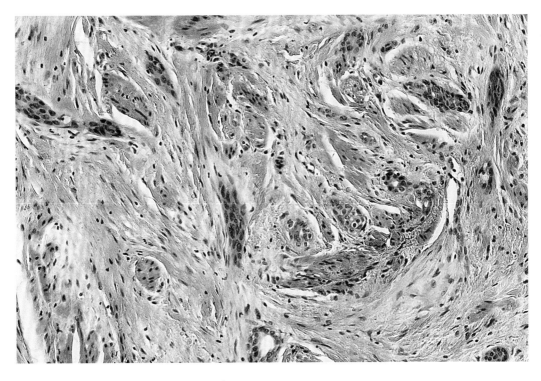

▲ 病理学特征：肿瘤侵犯肌肉和神经

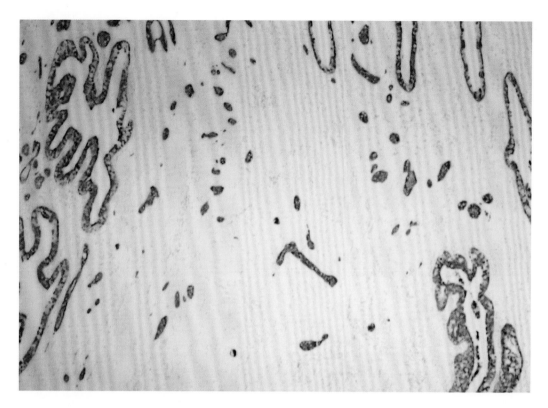

▲ 病理学特征：肿瘤细胞CK5/6表达阳性

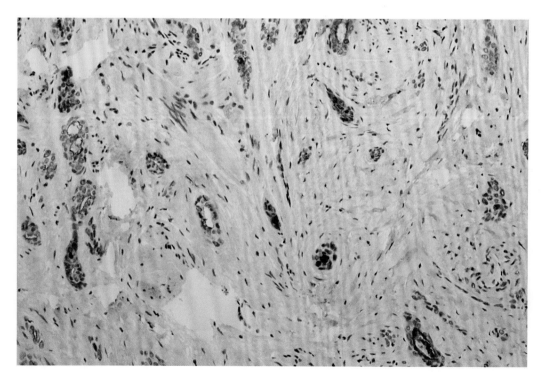

▲ 病理学特征：肿瘤细胞EMA表达阳性

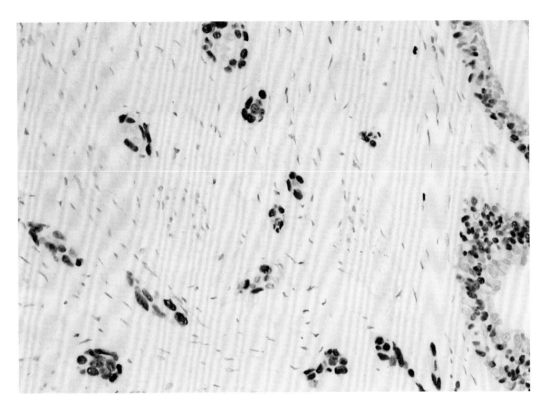

▲ 病理学特征：肿瘤细胞P40表达阳性

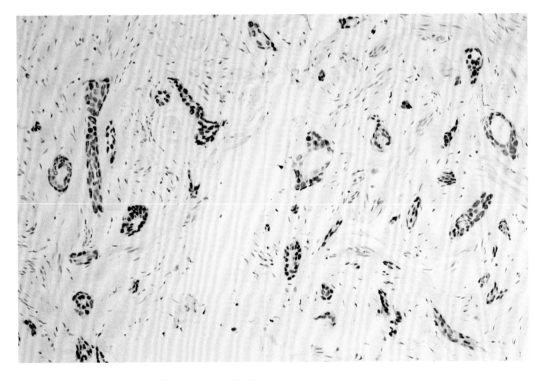

▲ 病理学特征：肿瘤细胞gata3表达阳性

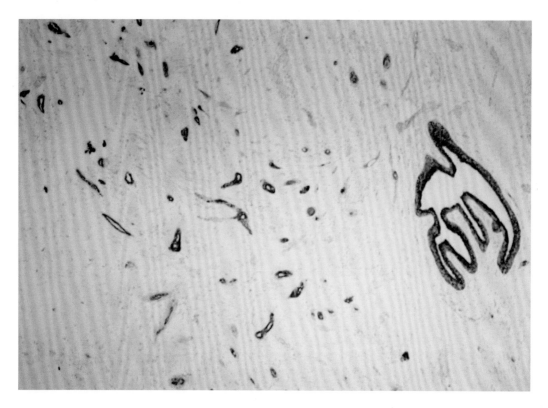

▲ 病理学特征：肿瘤细胞CK7表达阳性

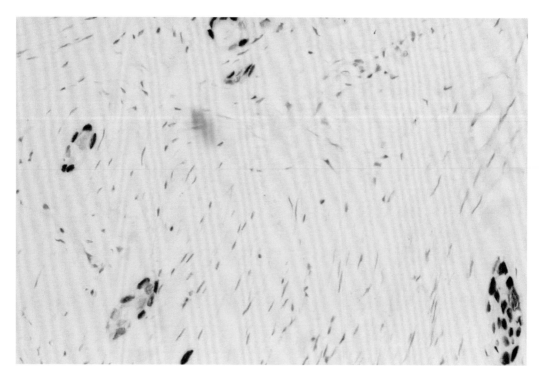

▲ 病理学特征：肿瘤细胞外层P63表达阳性

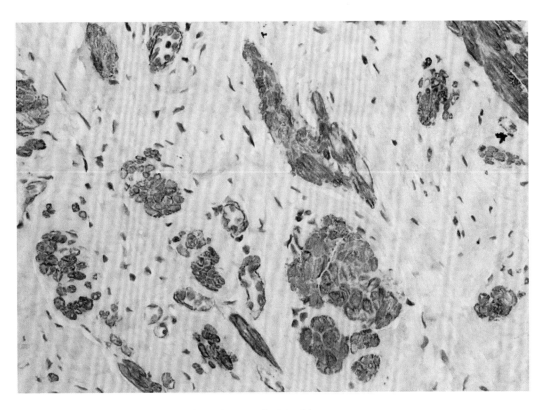

▲ 病理学特征：少量外层肿瘤细胞SMA表达阳性

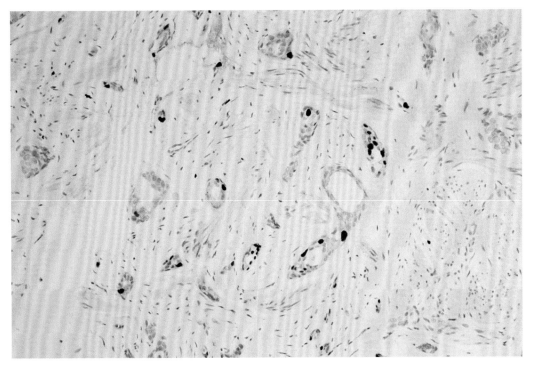

▲ 病理学特征：肿瘤细胞Ki67约5%

| 临床要点 |

▶ 汗管瘤样肿瘤（syringomatous tumor），又称汗腺瘤样腺瘤（syringomatous adenoma）、浸润性汗腺瘤样腺瘤、汗管瘤样腺瘤。

▶ 本病罕见，为非转移性可局部复发和浸润的乳头/乳晕区肿瘤。

▶ 临床表现为乳头乳晕区质硬、边界模糊的肿块，可有疼痛或触痛，也可伴有乳头内陷或溢液。

▶ 组织病理：纤维性间质内由浸润性生长的增生小腺体、实性细胞巢及条索、角化囊肿组成，细胞可呈逗点状或蝌蚪状，可以侵犯肌肉和神经。

▶ 免疫组化：CK5/6阳性，CAM5.2阳性，EMA阳性，P63外层阳性，SMA散在阳性。

（吉林大学第二医院皮肤科　金仙花　夏建新）

蓝色橡皮疱样痣综合征
blue rubber bleb nevus syndrome

| 临床资料 |

◎ 患儿，男性，5岁3个月。

◎ 全身散在皮疹2年余，腰痛22天。

◎ 2年前患儿左腘窝出现绿豆大小深蓝色皮疹，后逐渐增大。

◎ 2年内皮疹逐渐增多，累及左小腿内侧、左侧颈部、双上臂、臀部、阴囊、舌等处。

◎ 22天前，患儿无明显诱因出现腰背部阵发性疼痛，不能行走。

◎ 系统检查：未见明显异常。

◎ 皮肤科检查：全身皮肤和舌左侧黏膜散在蓝色质软丘疹，直径为0.2~0.8 cm，表面光滑，受压后可回缩。腰背部脊柱双侧可见约4 cm×4 cm大小皮下肿物。

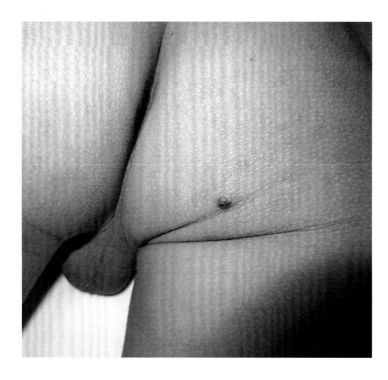

◀临床特征：右侧臀部可见一蓝紫色丘疹，表面光滑，受压后可回缩

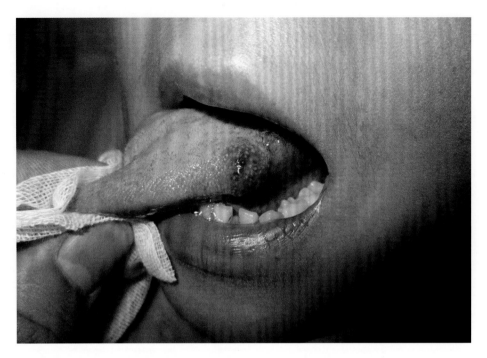

▲ 临床特征：舌左侧缘可见一蓝紫色结节，表面光滑，质软

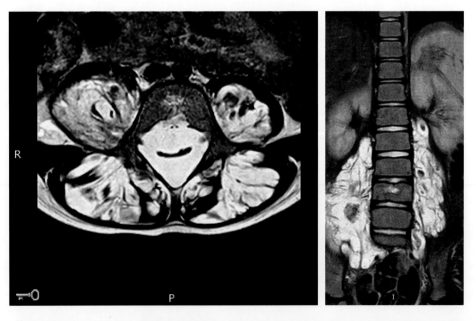

▲ 脊柱MRI：T_{11}以下水平竖脊肌、腰大肌、髂腰肌内广泛长T2稍长T1信号影，经$T_{12} \sim S_1$双侧椎间孔深入椎管内，脊髓和马尾受压移位

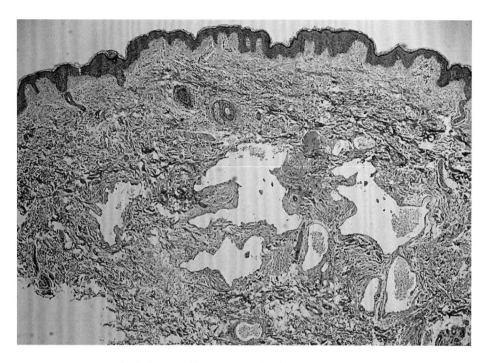

▲ 病理学特征：真皮内可见数量增多的静脉管腔，部分迂曲扩张，其内充满红细胞

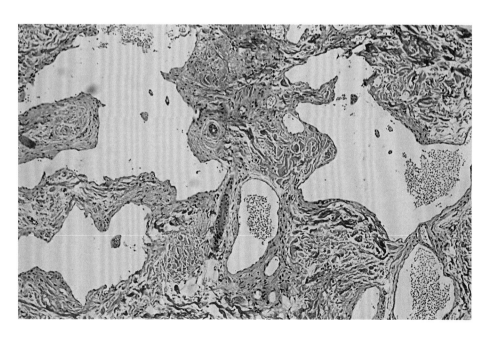

▲ 病理学特征：真皮内可见迂曲扩张的静脉管腔，内衬单层血管内皮细胞，其内充满红细胞

| 临床要点 |

▶ 蓝色橡皮疱样痣综合征（blue rubber bleb nevus syndrome），又称Bean综合征（bean syndrome）。

▶ 是一种罕见的先天性静脉畸形。

▶ 与*TEK*（*TIE*2）基因突变致病有关。

▶ 最常累及皮肤及消化道黏膜，亦可累及中枢神经系统、眼、肺等。

▶ 皮肤典型表现为大小不等的蓝色至蓝紫色质软丘疹或结节，橡皮样弹性，受压后可回缩。

▶ 常合并便血、凝血功能障碍、顽固性贫血等并发症。

▶ 极少发生恶变或转移。

▶ 组织病理：真皮内可见数量增多的静脉管腔，部分可见管腔明显迂曲扩张，充满红细胞。静脉管腔内衬单层血管内皮细胞，无血管内皮细胞增生表现。

▶ 免疫组化：血管内皮细胞CD31和CD34表达阳性。

（首都医科大学附属北京儿童医院皮肤科　张斌　马琳）

病例 34 假肌源性血管内皮细胞瘤
pseudomyogenic hemangioendothelioma

| 临床资料 |

◎ 患者，男性，45岁。

◎ 背部多发结节1年。

◎ 患者1年前无明显诱因下背部及右侧肩胛区见数个大小不一的红色结节，偶伴疼痛。

◎ 1年内皮损逐渐增多增大。

◎ 系统检查：未见明显异常。

◎ 皮肤科检查：下背部见一由数个红色结节融合成的斑块，上方见散在粟粒至绿豆大小的红色丘疹，局部可见破溃。右侧肩胛区见数个肤色及红色结节，质韧，活动度一般，局部表面可见糜烂。

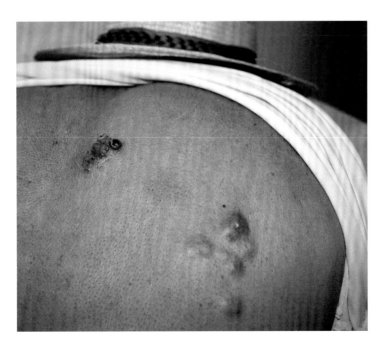

◀临床特征：背部中上方见一个由数个红色结节融合成的斑块，上方见散在粟粒至绿豆大小的红色丘疹，局部可见破溃

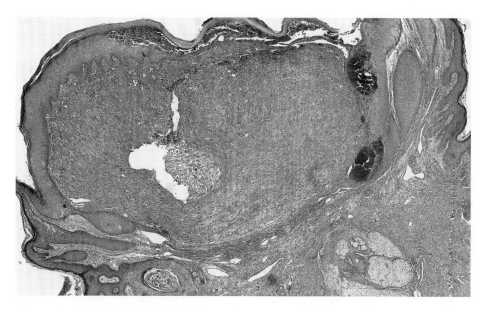

▲ 病理学特征：肿瘤细胞位于真皮内，呈结节性生长，肿瘤细胞呈上皮样

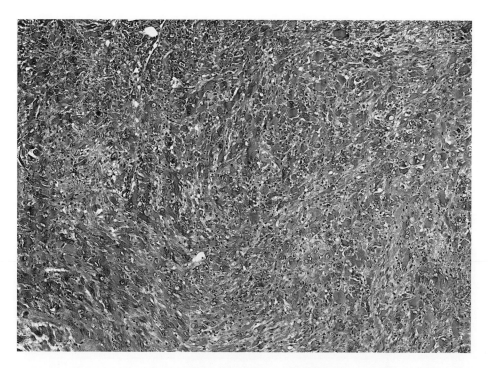

▲ 病理学特征：肿瘤细胞呈椭圆形或圆形，细胞核泡状，核仁可见，并可见丰富的嗜酸性胞质，呈片状或束状分布，未见核异型及有丝分裂象

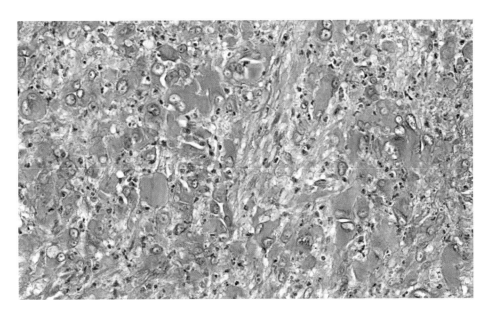

▲ 病理学特征：肿瘤内可见中性粒细胞浸润

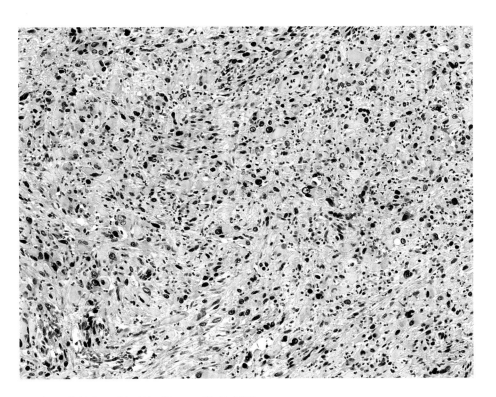

▲ 病理学特征：肿瘤细胞ERG染色阳性

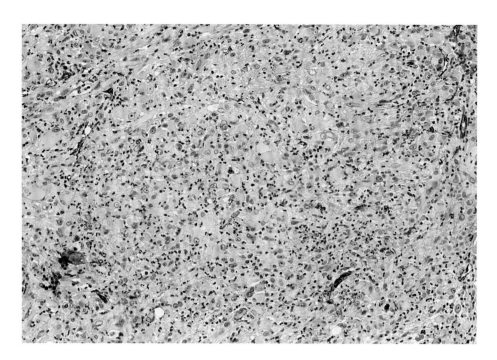

▲ 病理学特征：肿瘤细胞CD31表达阳性

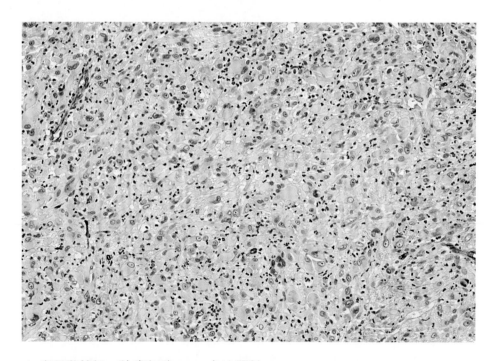

▲ 病理学特征：肿瘤细胞CD34表达阴性

| 临床要点 |

▶ 假肌源性血管内皮细胞瘤（pseudomyogenic hemangioendothelioma），又称上皮肉瘤样血管内皮细胞瘤。

▶ 是一种罕见的具有中度恶性分化潜能的血管肿瘤。

▶ 多发生于成年男性患者。

▶ 好发部位为下肢，较少累及上肢及躯干。

▶ 临床表现为结节、斑块，易发生溃疡及出血，皮损常多发，可伴疼痛。

▶ 局部复发率高，很少转移。

▶ 组织病理：病变位于真皮或皮下组织。病灶呈多灶性、浸润性生长，真皮和皮下脂肪组织中见梭形和（或）上皮样细胞，细胞核丰满不典型，纤维增生明显。间质可见黏液样改变。肿瘤细胞呈椭圆形或圆形，细胞核泡状，核仁可见，并可见丰富的嗜酸性胞质，呈片状或束状分布，核异型性不明显，有丝分裂象非常罕见。偶见病灶内中性粒细胞浸润。

▶ 免疫组化：肿瘤细胞对AE1/AE3、CK7、波形蛋白、CD31、Fli-1、ERG和INI-1呈弥漫性阳性，CD34呈阴性。

（同济大学附属皮肤病医院/上海市皮肤病医院皮肤病理科

徐明圆　刘业强）

皮肤上皮样血管瘤样结节
cutaneous epithelioid angiomatous
nodule

| 临床资料 |

◎ 患者，女性，47岁。

◎ 背部单发红色肿物3个月，偶有轻微瘙痒。

◎ 系统检查：未见明显异常。

◎ 皮肤科检查：背部皮肤可见一个花生米大小的粉红色结节，质地中等，无压痛，表面较光滑，无糜烂、渗出。

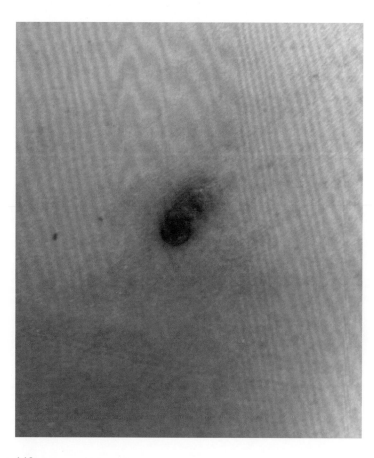

◀临床特征：背部可见一花生大小粉红色结节，表面较光滑

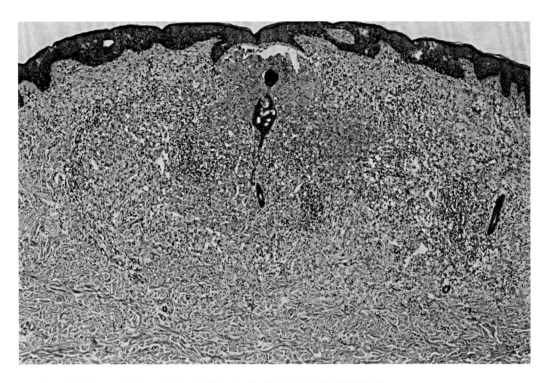

▲ 病理学特征：真皮上部上皮样细胞结节及少量管腔样结构

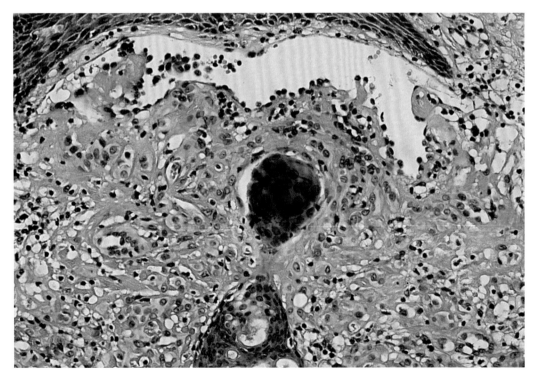

▲ 病理学特征：结节由实性片状增生的圆形或类圆形上皮样细胞组成，胞质丰富，略透亮，管腔内可见红细胞

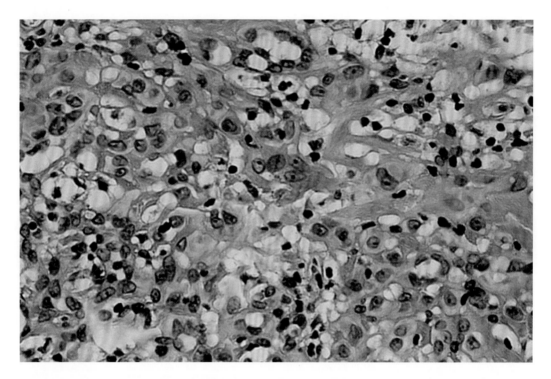

▲ 病理学特征：肿瘤结节内管腔形成不明显，上皮样细胞无明显异型性，胞质内可见空泡，有少量淋巴细胞浸润，未见嗜酸性粒细胞

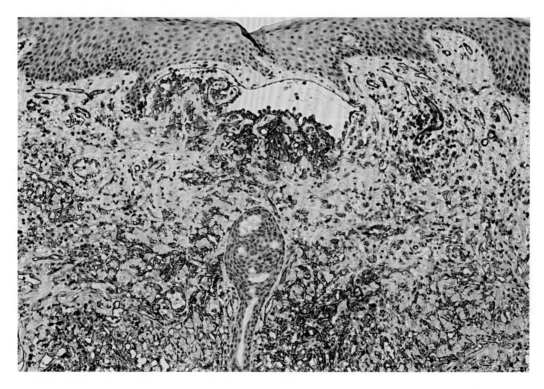

▲ 病理学特征：肿瘤细胞CD31表达阳性

｜ 临床要点 ｜

► 皮肤上皮样血管瘤样结节（cutaneous epithelioid angiomatous nodule）是一种罕见的良性皮肤血管性肿瘤。

► 2004年由Brenn和Fletche首先报告，可能与上皮样血管瘤是一个谱系。

► 皮损表现为单发的红色或棕红色结节，直径约0.3～1.5 cm。

► 好发于躯干和四肢，偶见多发性皮损。

► 患者多为中青年人。

► 组织病理：真皮上部上皮样细胞组成的实性结节，境界较清楚，周围无包膜，少量管腔样结构形成。结节由片状增生的圆形或多边形上皮样细胞组成，胞质丰富，略透亮或弱嗜酸性，无明显异型性，胞质内可见空泡形成。间质内可有红细胞外渗，常散在淋巴细胞浸润，部分病例在病变的周边散在嗜酸性粒细胞浸润。

► 免疫组化：上皮样肿瘤细胞表达CD31、Fli-1、ERG。

► 本病需与上皮样血管瘤鉴别。上皮样血管瘤常见于头颈部，皮损为单个或多发的皮下或皮内结节，病理上病变部位相对较深，管腔形成较明显，嗜酸性粒细胞数量较多。二者可能属于一个谱系。

（中日友好医院皮肤科　王英　郑占才）

病例 **36**

丛状血管瘤
tufted angioma

| **临床资料** |

◎ 患儿，女性，5岁4个月。

◎ 右上肢皮疹伴疼痛4年。

◎ 4年前右上臂外侧出现一米粒大暗红色丘疹，未诊治。

◎ 逐渐增大，右上臂内侧和右肘窝出现类似新发皮损，伴疼痛。

◎ 系统检查：未见明显异常。

◎ 皮肤科检查：右上臂外侧、内侧、右肘屈侧可见直径约2~8 cm暗红色斑块，部分融合，周围呈丘疹融合样堤状隆起，表面光滑，皮损境界清楚，基底部凹陷。

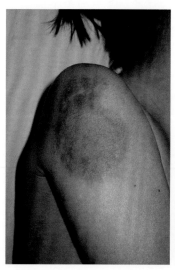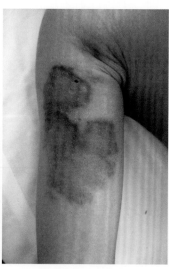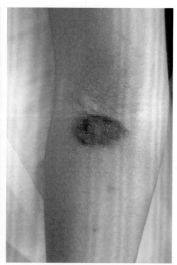

▲ 临床特征：患儿右侧上臂外侧及内侧、右肘窝屈侧可见暗红色斑块，部分融合，边缘堤样隆起

144

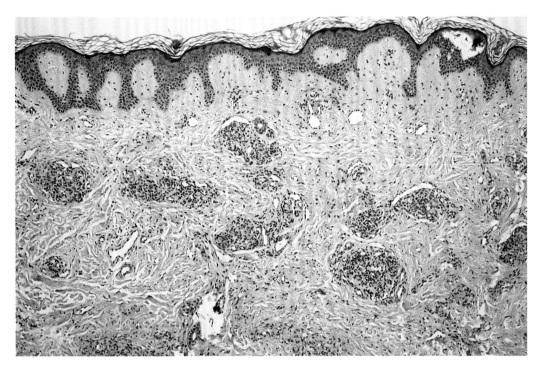

▲ 病理学特征：真皮内可见小簇状结节或小叶样增生性团块，低倍镜下呈"炮弹"样外观，结节周围可见裂隙样管腔结构，可见较多毛细血管管腔

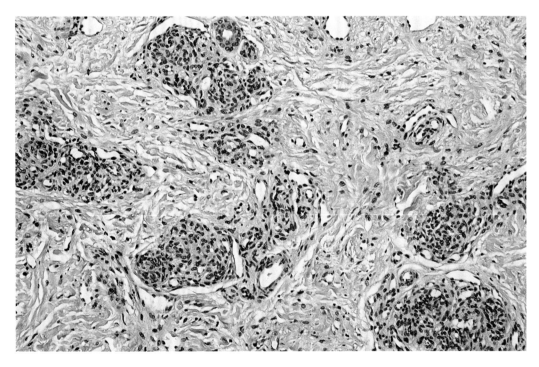

▲ 病理学特征：真皮内小簇状结节团块，结节周围可见裂隙样管腔结构，可见较多毛细血管管腔

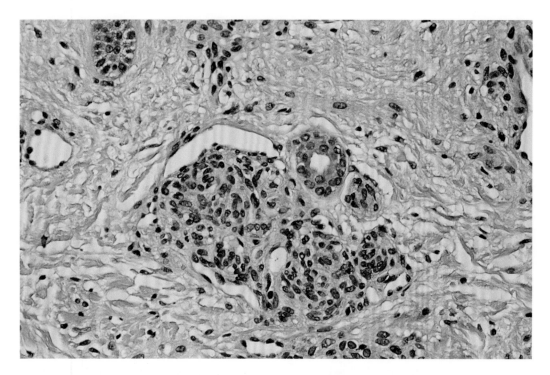

▲ 病理学特征：小叶由短梭形增生细胞及毛细血管构成，细胞分化成熟

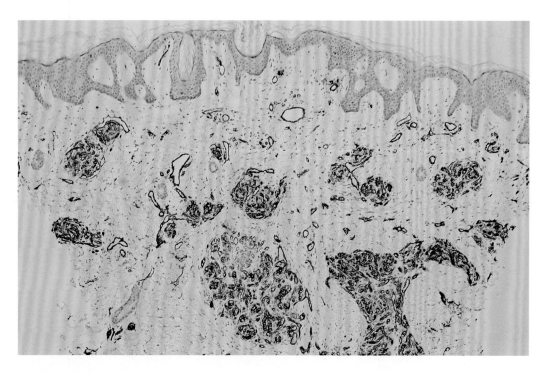

▲ 病理学特征：肿瘤细胞CD31表达阳性

| 临床要点 |

▶ 丛状血管瘤是一种罕见的良性增生性血管性肿瘤。

▶ 多发生于儿童和青少年。

▶ 临床表现为淡红色至紫罗兰色丘疹、斑块或结节，单发或多发。

▶ 部分患儿可伴发卡梅现象（Kasabach–Merritt phenomenon）。

▶ 组织病理：真皮及皮下脂肪内可见簇状分布结节或小叶结构，呈"炮弹样"外观，增生的细胞挤压使得邻近管腔呈裂隙状或半月形，并可见较多的毛细血管管腔。小叶内增生细胞短梭形，核无异型性，部分可见少量核分裂象。

▶ 免疫组化：CD31、CD34、VEGF阳性表达。

（首都医科大学附属北京儿童医院皮肤科　张斌　马琳）

艾滋病相关 **Kaposi** 肉瘤
AIDS related Kaposi's sarcoma

| 临床资料 |

◎ 患者，男性，49岁。

◎ 头面、四肢浸润性斑块1年。

◎ 1年前无明显诱因右上肢出现紫红色丘疹、结节、斑块伴破溃。

◎ 7个月前面部肿胀，鼻背、颞部出现紫红色斑片。

◎ 离异20年，同性恋6年。

◎ 系统检查：颈部、腋下、腹股沟淋巴结肿大，最大者16 mm×8 mm。

◎ 皮肤科检查：眼睑、面颊部水肿，鼻背、下颌紫红色斑片，颞部、耳后及右上肢紫红色丘疹、结节、斑块，局部破溃。口腔上颚紫红色斑，表面糜烂。

◎ 辅助检查：HIV（＋），胸部CT示双肺中上肺野以及右下肺见片状高密度影，头部CT示双侧上颌窦、筛窦和左侧蝶窦炎症。

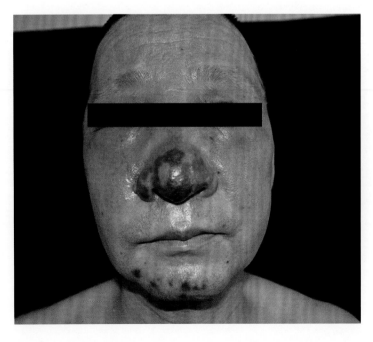

◀临床特征：鼻背、下颌紫红色斑疹

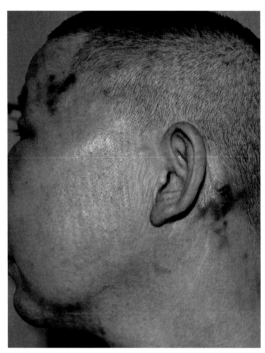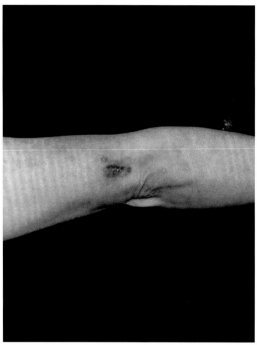

▲ 临床特征：颞部、耳后、右上肢紫红色丘疹、结节、斑块，局部破溃

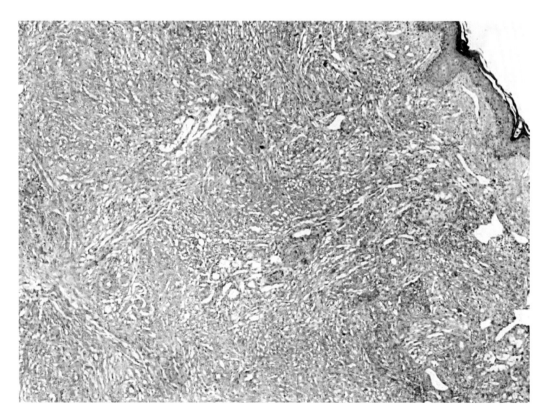

▲ 病理学特征：真皮及皮下组织大量增生血管

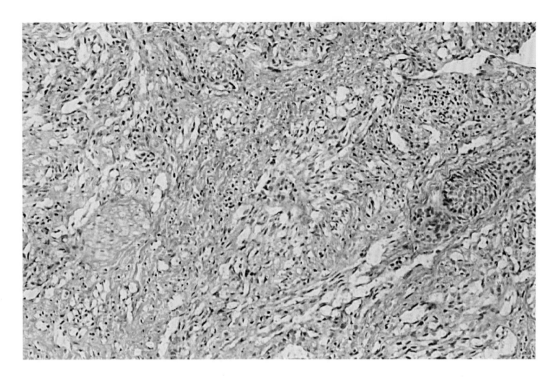

▲ **病理学特征**：梭形血管内皮细胞分布于真皮胶原束之间，管腔外可见红细胞及含铁血黄素

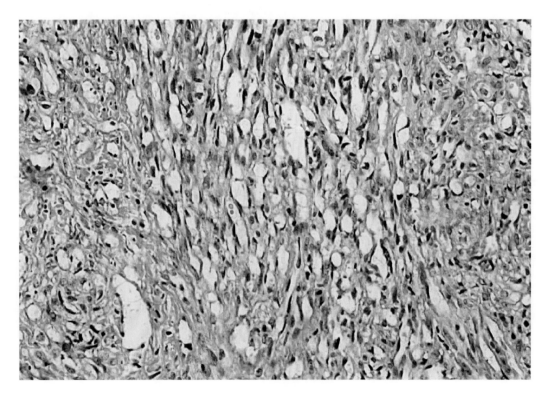

▲ **病理学特征**：筛网状管腔内见红细胞，部分细胞可见异型性

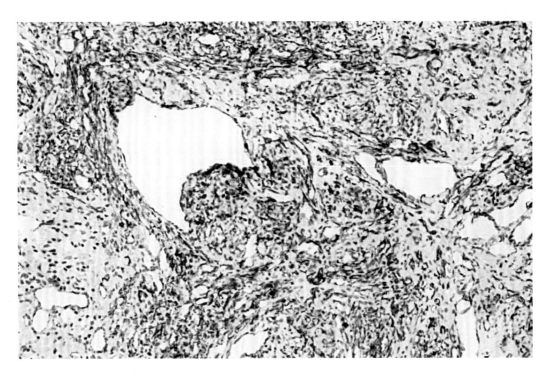

▲ 病理学特征：肿瘤细胞CD31阳性

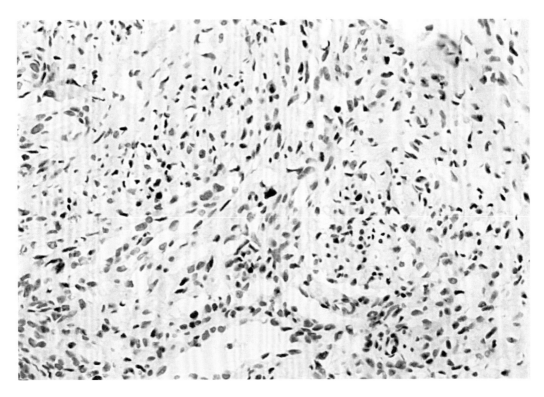

▲ 病理学特征：肿瘤细胞HHV–8阳性

| 临床要点 |

► 艾滋病相关Kaposi肉瘤多见于男性青年人，多为同性恋或吸毒者。

► 好发部位为上肢、躯干部。

► 初发皮损通常为暗红色斑疹、斑块，较成熟皮损可以形成紫红色结节，可继发糜烂、溃疡。

► 组织病理上表现为大量增生的含红细胞的裂隙样血管。

► 斑片期：真皮内轻度增生的血管内皮细胞，可分布于整个网状真皮层，形成胶原分割现象，也可位于附属器周围。内皮细胞为单层，异型性和核丝分裂象通常不明显。血管周围淋巴细胞、浆细胞浸润，并可见血管外红细胞、含铁血黄素沉积。

► 斑块期：真皮内充满增生的血管并可侵及皮下组织。梭形内皮细胞分布于真皮胶原束之间。裂隙样的管腔内外均可见红细胞，血管外有含铁血黄素沉积，可出现透明包涵体。

► 肿瘤期：成束和成片的梭形细胞浸润在筛网状的许多裂隙样管腔内，含有红细胞。可见核丝分裂象及细胞异型性，常可发现细胞内透明包涵体。

► 免疫组化：肿瘤细胞CD34、CD31、D_2-40、Fli-1、ERG、HHV-8阳性表达。

（吉林大学第二医院皮肤科　金仙花　夏建新）

病例 **38** 皮肤血管肉瘤
cutaneous angiosarcoma

| 临床资料 |

◎ 患者，女性，80岁。

◎ 面部皮肤红斑11个月，头皮肿物2个月。

◎ 皮损持续缓慢扩展。

◎ 系统检查：未见明显异常。

◎ 皮肤科检查：面部皮肤弥漫性紫红色肿胀性斑块，左颞部、左头顶部略隆起的紫黑色肿物，质地软，有囊性感，表面有黑色结痂。

◎ 实验室检查：血红蛋白（Hb）68 g/L，血小板（Plt）68×10^9/L，凝血酶原时间（PT）16.6秒（11～15秒），活化部分凝血酶时间（APTT）39.8秒（28.0～43.5秒），纤维蛋白原定量（Fib）1.3 g/L（2.0～4.0 g/L），D-二聚体定量（D-D）19.26 mg/L（0～0.5 mg/L），纤维蛋白原降解产物（FDP）78.3 µg/ml（<5 µg/ml，乳胶法）（注：括号内数字为正常值参考范围）。

◎ 病情确诊后转入当地医院治疗，3天后因胃肠道出血死亡。

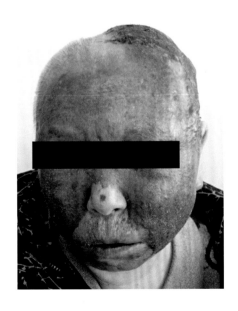

◀临床特征：面部弥漫性紫红色肿胀性斑块

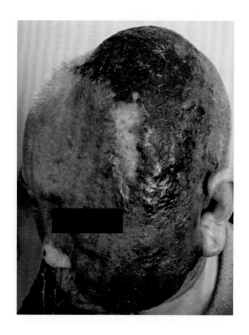

◀ 临床特征：左侧颞部略隆起的紫黑色肿物，左侧头顶部紫黑色囊性肿物，表面有黑色结痂

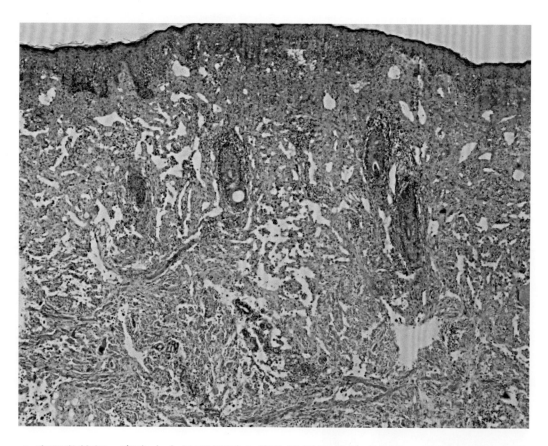

▲ 病理学特征：真皮内大量不规则血管腔及团块状肿瘤细胞，胶原间有红细胞渗出

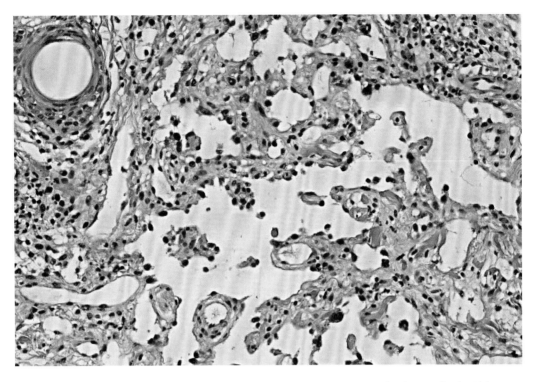

▲ 病理学特征：肿瘤内可见大量不规则血管腔，血管内皮细胞增生，有异型性

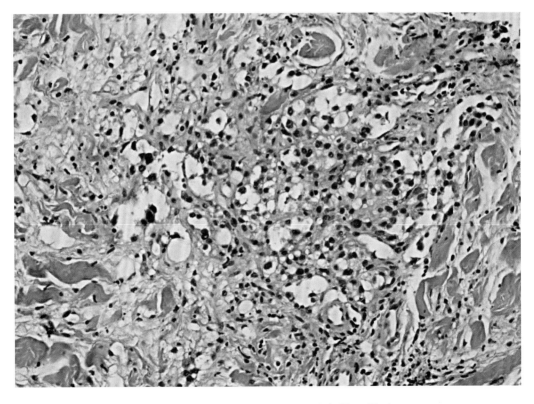

▲ 病理学特征：部分肿瘤细胞呈团块状，可见少量小的血管腔

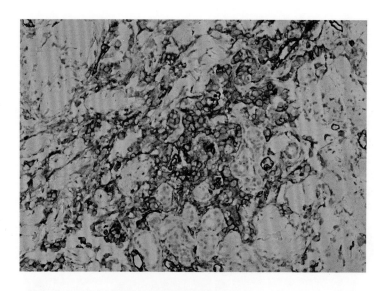

◀ 病理学特征：肿瘤细胞CD31阳性

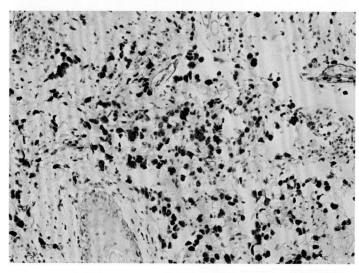

◀ 病理学特征：肿瘤细胞Fli-1（+）

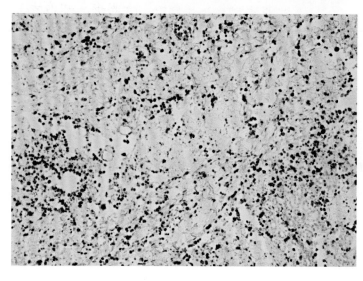

◀ 病理学特征：肿瘤细胞Ki-67（约40%阳性）

｜ 临床要点 ｜

▶ 皮肤血管肉瘤（cutaneous angiosarcoma）又称恶性血管内皮细胞瘤（malignant angioendothelioma），为血管内皮细胞或淋巴管内皮细胞的恶性肿瘤。

▶ 最常发生于老年人头面部。

▶ 临床表现为红色、紫红色斑块或结节，逐渐向周围扩展，生长速度不等，可发生溃疡及出血。

▶ 恶性程度高，易发生转移。

▶ 预后差，仅约10%的患者生存期超过3年。

▶ 组织病理：肿瘤分化程度不一，分化好的区域可见不规则、互相吻合的血管腔。分化差的区域肿瘤细胞呈团块状，或呈条索状分布丁胶原束间，异型性明显，仅偶见小的血管腔。间质中常见红细胞渗出。

▶ 免疫组化：肿瘤细胞表达vimentin、CD31、Fli-1（＋），CD31是最敏感、特异的标记。

▶ 本例患者继发了卡梅现象（Kasabach-Merritt phenomenon，KMP），这在本病极少见。KMP表现为血小板减少和凝血功能紊乱，血纤维蛋白原降低，纤维蛋白裂解产物D-二聚体升高，而凝血酶原时间和部分凝血活酶时间多正常。

（中日友好医院皮肤科　李思彤　郑占才）

鼻部血管肉瘤
nasal angiosarcoma

| 临床资料 |

◎ 患者，男性，83岁。

◎ 鼻部红斑4月余就诊。

◎ 患者4月余前无明显诱因鼻尖部出现直径约5 mm不规则暗红色斑块。

◎ 无自觉症状。

◎ 红斑进行性增大。

◎ 系统检查：未见明显异常。

◎ 皮肤科检查：鼻尖部可见一浸润性暗红色斑块，大小1.2 cm×2.1 cm，边界欠清，表面未见破溃、结痂。

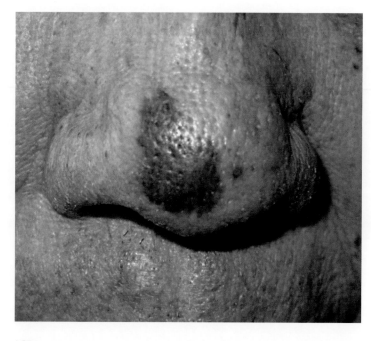

◀临床特征：鼻部浸润性暗红色斑块

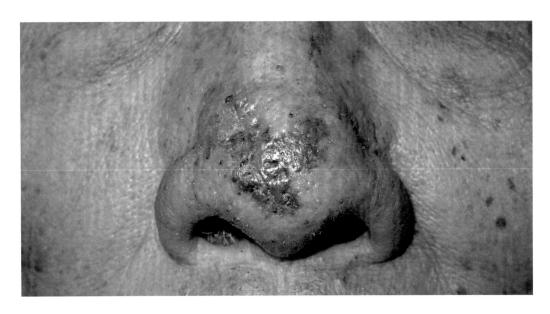

▲ 临床特征：活检术后皮损扩大

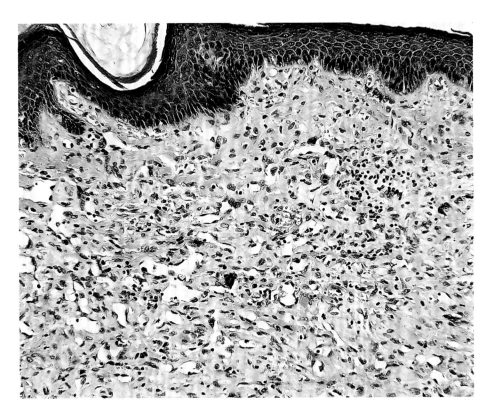

▲ 病理学特征：表皮大致正常，真皮层大量小血管增生，伴红细胞外溢，血管管腔扩张形成大量窦腔，内皮细胞异型性明显，可见内皮细胞团块及核丝分裂象

| 临床要点 |

► 血管肉瘤又称恶性血管内皮细胞瘤。

► 其组织来源为血管或淋巴管内皮细胞。

► 好发于老年人头面部。

► 可继发于外伤、长期淋巴管水肿、大剂量放射治疗及疱疹病毒感染。

► 临床表现为暗红色、紫色浸润性斑块或结节，边界不清，也可呈慢性水肿及蜂窝织炎样改变。

► 本病发展快、致死率高，预后差。

► 组织病理：病变主要侵犯整个真皮网状层甚至皮下组织。肿瘤细胞分化程度不一，分化较好的区域可形成明显的血管管腔，可融合成网状；分化差时呈梭形细胞肉瘤样或实体瘤样改变，红细胞较少。

► 免疫组化：CD31、CD34、FⅧ阳性表达。

► 临床及病理上需要与Kaposi肉瘤鉴别。

（北京医院皮肤科 韩玉 常建民）

黏液性小汗腺痣
mucinous eccrine nevus

| 临床资料 |

◎ 患者，男性，16岁。

◎ 左小趾水肿性红斑伴触痛1年。

◎ 患者1年前无明显诱因下左小趾出现水肿性红斑，多汗伴触痛。

◎ 系统检查：尿酸等未见明显异常。

◎ 皮肤科检查：左小趾水肿性红斑，多汗伴触痛，皮温不高。

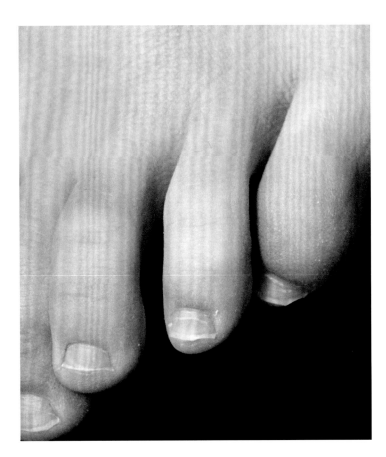

◀ 临床特征：左小趾水肿性红斑，多汗伴触痛

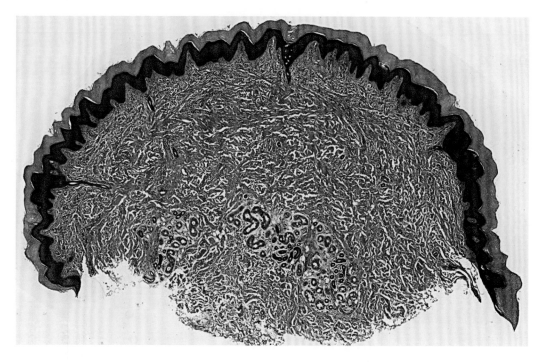

▲ 病理学特征：真皮浅层血管周淋巴细胞浸润，小汗腺导管增生

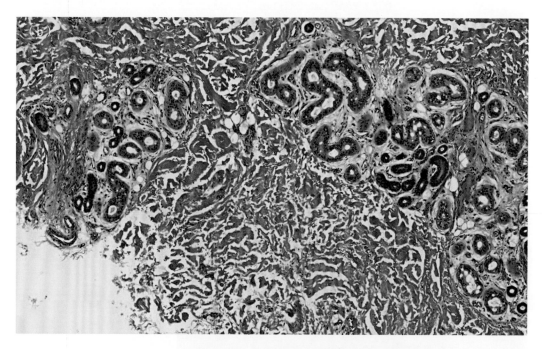

▲ 病理学特征：增生的小汗腺导管周围纤维化，嗜碱性黏液样物质沉积

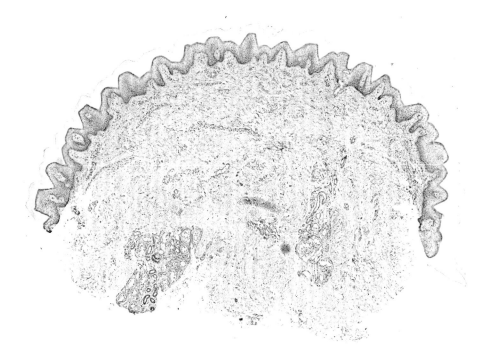

▲ 病理学特征：阿辛蓝染色示黏蛋白沉积于小汗腺和真皮浅层

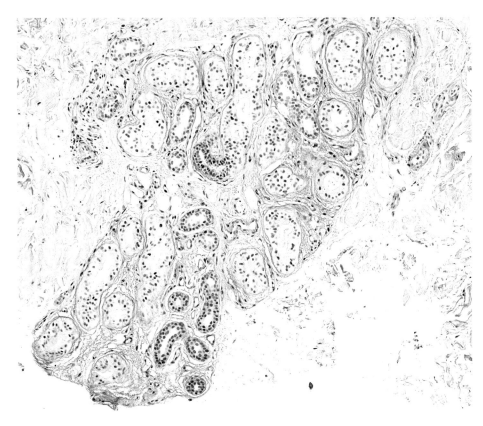

▲ 病理学特征：阿辛蓝染色示小汗腺周围黏蛋白沉积

| 临床要点 |

▶ 黏液性小汗腺痣（mucinous eccrine nevus）是一种少见的皮肤附属器错构瘤。

▶ 小汗腺痣包括经典的小汗腺痣（单纯的小汗腺导管增生，无血管扩张增生，无黏蛋白沉积），小汗腺血管瘤错构瘤（小汗腺导管增生+血管扩张增生）和黏液性小汗腺痣（小汗腺导管增生+黏蛋白沉积）三种亚型。

▶ 黏液性小汗腺痣更为少见，1994年首次由Romer等提出。

▶ 确切病因不明，但推测与胚胎发育缺陷及外伤、手术有关。

▶ 最常见的临床表现为四肢单个红棕色结节或斑块，局部多汗对诊断有提示作用。

▶ 可沿Blaschko线分布。

▶ 组织病理：小汗腺增生，周围纤维化，黏蛋白沉积，阿辛蓝特殊染色可见小汗腺导管周围黏蛋白沉积。

（浙江大学医学院附属第二医院皮肤科　李欣欣　满孝勇　蔡绥勍）

| 临床资料 |

◎ 患者，女性，38岁。

◎ 前额结节10年。

◎ 患者10年前无明显诱因前额出现一绿豆大肤色丘疹，伴阵发性疼痛。

◎ 皮损缓慢生长，增至黄豆大小。

◎ 系统检查：未见明显异常。

◎ 皮肤科检查：前额可见一黄豆大小肤色结节，表面光滑，质地软，皮损境界较清楚，直径为0.3 cm×0.4 cm。

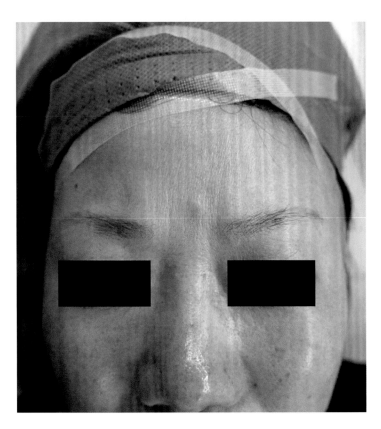

◀临床特征：前额肤色结节，表面光滑，境界较清楚，直径为0.3 cm×0.4 cm

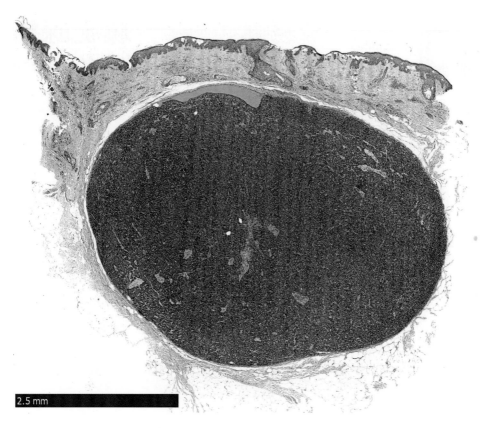

▲ **病理学特征**：肿瘤位于真皮深层，与表皮不相连。呈单发的结节

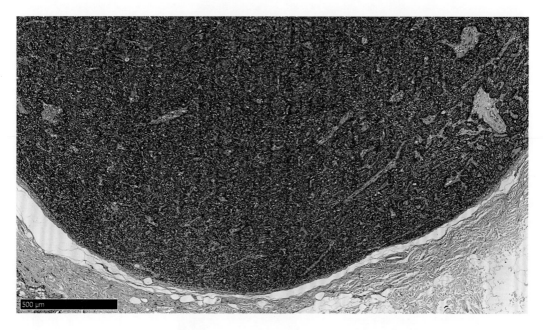

▲ **病理学特征**：有嗜酸性透明膜包绕，境界清楚。小叶内细胞密集分布，小叶呈强嗜碱性

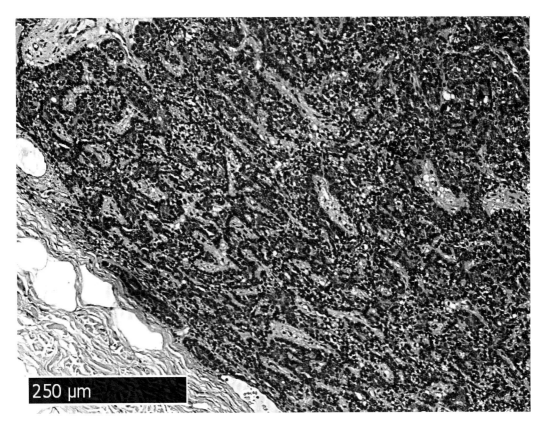

▲ 病理学特征：小叶由肿瘤细胞呈网状样结构支撑，其间散在淋巴细胞

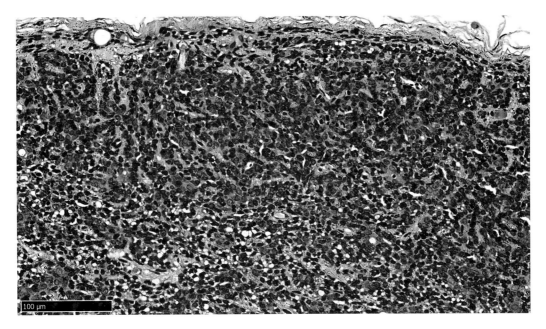

▲ 病理学特征：肿瘤小叶由两种细胞组成。一类核小、深染、圆形，多在小叶周边，不呈栅栏状排列；另一类核大、淡染、空泡状，位于小叶中央

| 临床要点 |

▶ 螺旋腺瘤（spiradenoma）又称小汗腺螺旋腺瘤（eccrine spiradenoma）。

▶ 以前将其归于外泌汗腺肿瘤，后研究发现其沿着毛囊–皮脂腺–顶泌汗腺单位分化，应为顶泌汗腺分化而来肿瘤。

▶ 螺旋腺瘤及圆柱瘤具有形态学上的谱系关系且位于这个谱系的两端。

▶ 多发于20～40岁成人，无性别差异。

▶ 好发于躯干及上胸部，也可发生于其他部位。

▶ 一般单发，可偶多发，呈线样或带状分布。

▶ 多发性病变有家族史，可伴发多发性毛发上皮瘤和圆柱瘤。

▶ 临床表现为球形或卵圆形的皮下结节，直径1～5 cm，正常皮色或淡蓝色，质软如海绵。

▶ 大多有放射性疼痛或压痛。

▶ 组织病理：瘤团位于真皮中下层，与表皮不相连。有嗜酸性透明膜包绕，境界清楚，由多发或单个小叶组成。小叶内细胞密集分布，造成小叶呈强嗜碱性。有时与周围组织之间可见收缩间隙。肿瘤小叶由两种细胞组成：一类核小、深染、圆形，多在小叶周边，不呈栅栏状排列；另一类核大、淡染、空泡状，位于小叶中央。

▶ PAS染色可见阳性的、均匀细颗粒状嗜酸性物质。

▶ 免疫组化：CK7、CK8、CK18、EMA及CEA阳性表达。SMA和S100阳性表达说明部分区域向肌上皮细胞分化。

（中国医学科学院皮肤病医院 张韡 杨欣欣 孙建方）

色素性小汗腺汗孔瘤
pigmented eccrine poroma

| 临床资料 |

◎ 患者，女性，55岁。

◎ 右前臂肿物2年就诊。

◎ 患者2年前偶然发现右前臂出现一黑色绿豆大小的皮疹，不伴痛痒，逐渐缓慢长大。

◎ 系统检查：未见明显异常。

◎ 皮肤科检查：右前臂伸侧见一1.3 cm×1.5 cm大小，边界清楚的黑色不规则圆形结节，周围隆起，中央可见轻度糜烂、结痂，触之较硬。

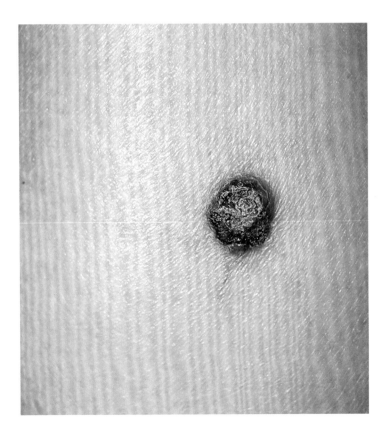

◀临床特征：右上臂伸侧褐色结节

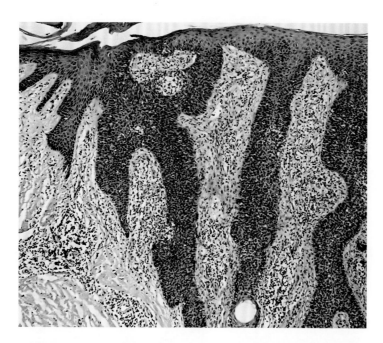

◀病理学特征：肿瘤细胞与表皮相连，为大小一致的立方或圆形基底样细胞团块，与角质形成细胞分界清楚，肿瘤细胞区域可见大量黑素颗粒

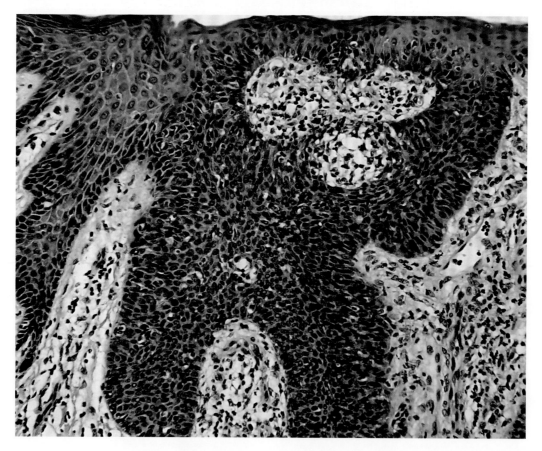

▲ 病理学特征：肿瘤细胞与表皮相连，为大小一致的立方或圆形基底样细胞，胞核呈深嗜碱性，与角质形成细胞分界清楚，肿瘤细胞区域可见大量黑素颗粒

| 临床要点 |

▶ 小汗腺导管良性肿瘤分为单纯性汗腺棘皮瘤、小汗腺汗孔瘤、真皮导管瘤、汗孔样汗腺瘤。

▶ 瘤体局限在表皮层称为单纯性汗腺棘皮瘤；瘤体突破基底层细胞向真皮浅层延伸时称为小汗腺汗孔瘤；若瘤体存在于真皮不与表皮相连，并且没有囊性结构则称为真皮导管瘤；若瘤体存在于真皮，实性与囊性结构并存，甚至以囊性结构为主则称为汗孔样汗腺瘤。

▶ 在临床中可见同一皮损中两种甚至多种亚型并存。

▶ 小汗腺汗孔瘤一般不含色素，但也有色素性汗孔瘤的报道。

▶ 目前所报道的色素性汗腺汗孔瘤多为亚洲人。

▶ 肿瘤团块中的黑素细胞可能是邻近肿瘤的正常表皮内的黑素细胞在肿瘤细胞增殖过程中迁移而来。

▶ 发生机制可能是肿瘤细胞分泌某种物质引起周围黑素细胞向肿瘤团块内迁移并激发其活性使其增殖。

▶ 临床表现为褐色的丘疹或结节，容易误诊为脂溢性角化。

▶ 病理上与经典的汗孔瘤类似，不同之处是在肿瘤细胞中有较多的色素颗粒。

（北京医院皮肤科　常建民）

小汗腺汗孔癌
eccrine porocarcinoma

| 临床资料 |

◎ 患者，女性，63岁。

◎ 右小腿皮疹2年。

◎ 患者2年前无明显诱因右小腿出现一绿豆大淡红色丘疹，偶有瘙痒。

◎ 两年内逐渐增至黄豆大小。

◎ 系统检查：未见明显异常。

◎ 皮肤科检查：右小腿内侧可见一黄豆大小结节，表面粗糙，上覆棕褐色痂，基底部呈暗红色。

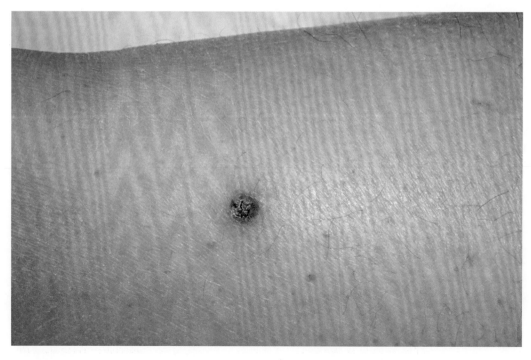

▲ 临床特征：右小腿内侧可见一黄豆大结节，表面粗糙，上覆少量灰褐色痂，基底部呈暗红色

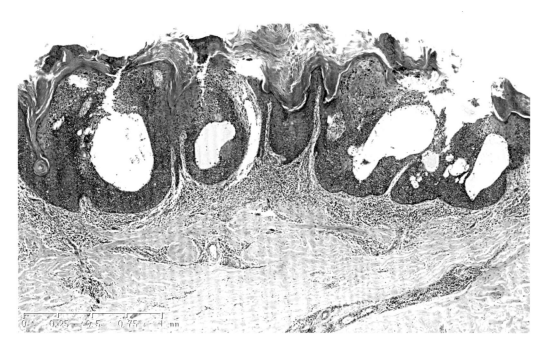

▲ 病理学特征：肿瘤细胞位于表皮内，呈巢状，与正常角质形成细胞界限清楚，肿瘤细胞内可见管腔样结构

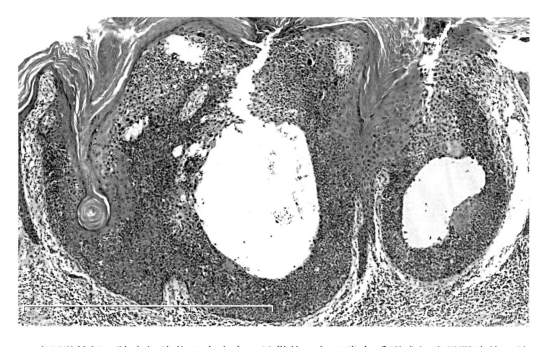

▲ 病理学特征：肿瘤细胞位于表皮内，呈巢状，与正常角质形成细胞界限清楚，肿瘤细胞内可见管腔样结构

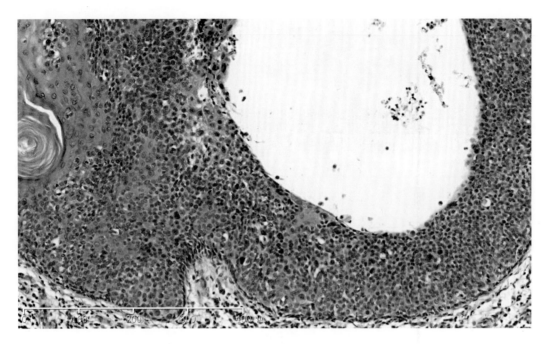

▲ 病理学特征：肿瘤细胞核深染，可见细胞异型性及核分裂象

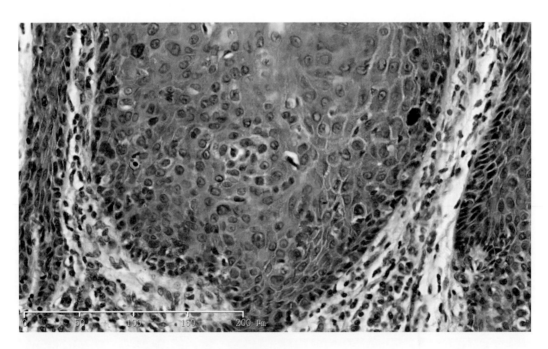

▲ 病理学特征：可见核异型性及分裂象

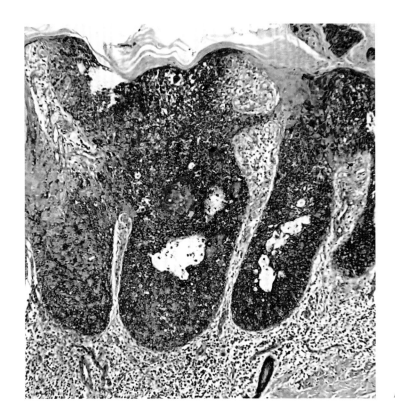

◀病理学特征：肿瘤细胞PAS染色阳性

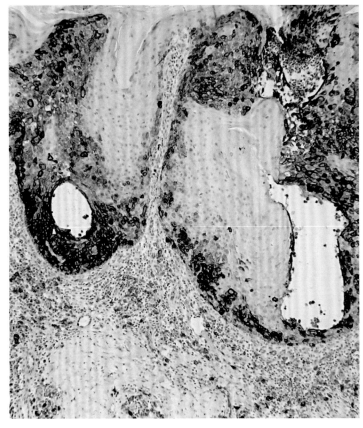

◀病理学特征：肿瘤细胞EMA表达阳性

| 临床要点 |

▶ 小汗腺汗孔癌（eccrine porocarcinoma），又称恶性小汗腺汗孔瘤（malignant eccrine poroma）。

▶ 是一种少见的起源于小汗腺表皮内导管的恶性皮肤附属器肿瘤。

▶ 多由长期存在的良性小汗腺汗孔瘤发展而来。

▶ 多发生于60~80岁的老年患者。

▶ 好发部位为下肢、躯干、头部及上肢，也可见于外阴、乳房、甲床。

▶ 临床表现为结节、斑块、息肉或疣状损害，易发生溃疡及出血。

▶ 大约有20%的病例出现局部皮肤或淋巴结转移。

▶ 组织病理：肿瘤细胞可局限于表皮内，也可侵入真皮层，前者称原位小汗腺汗孔癌，后者称侵袭性小汗腺汗孔癌。肿瘤细胞呈多边形或立方形，核深染，可见细胞异型性及核分裂象，肿瘤细胞内可形成管腔样结构。

▶ 免疫组化：肿瘤细胞EMA或CEA阳性表达。

（北京医院皮肤科　刘琬　常建民）

乳头状小汗腺腺瘤
papillary eccrine adenoma

| 临床资料 |

◎ 患者，女性，44岁。

◎ 左手腕肿物10余年。

◎ 患者10余年前无明显诱因左手腕出现一黄豆大小结节，无自觉症状。结节逐渐
增大，病程中无破溃、出血。

◎ 患处无外伤史。

◎ 系统检查：未见明显异常。

◎ 皮肤科查体：左腕部可见一椭圆形淡红色结节，约1 cm×0.5 cm，表面光滑，
质地较硬，无压痛。

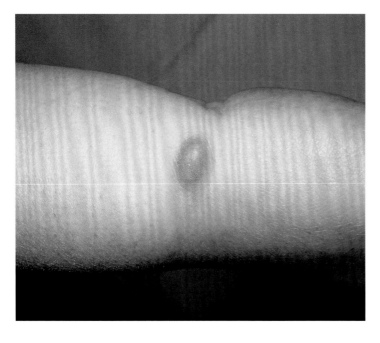

◄临床特征：左腕部淡红
色椭圆形结节，约1 cm×
0.5 cm，表面光滑，质
地较硬

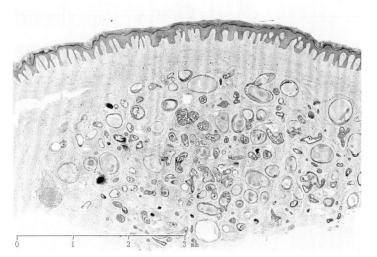

◀病理学特征：真皮内可见境界清楚的肿瘤团块，瘤体由囊状或导管状结构组成

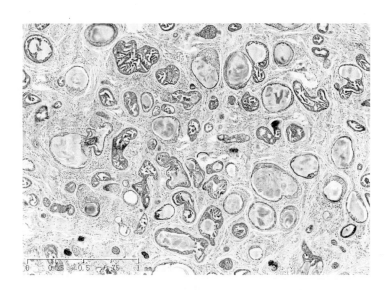

◀病理学特征：囊腔内可见均质物

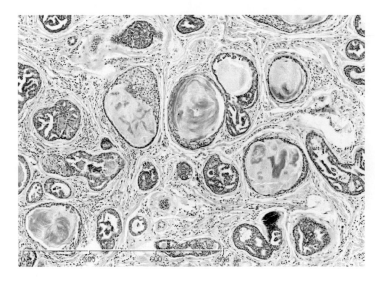

◀病理学特征：管腔由两层细胞构成，部分呈乳头状向囊腔内突起

｜ 临床要点 ｜

▶ 乳头状小汗腺腺瘤（papillary eccrine adenoma，PEA）是较为少见的皮肤肿瘤，首次于1977年由Rulon和Helwig报道。

▶ 好发于中年人，女性多于男性。

▶ 好发于四肢。

▶ 皮损为单发的隆起性结节或斑块，呈淡红色或棕色，质地略硬。

▶ 直径数毫米至数厘米不等。

▶ 无自觉症状。

▶ 组织病理：肿瘤多位于真皮中部或下部，可与表皮相连。肿瘤由囊腔与扩张的导管组成，管腔由两层或两层以上上皮细胞组成，部分增厚突入管腔，形成乳头状突起。腔内可含有无定形的嗜伊红物质。管腔内层细胞多呈立方形，无顶浆分泌现象。导管可形成较大的囊腔。

▶ 免疫组化：管腔细胞CK8、CK14、CEA、EMA及S100阳性表达。

▶ 病理上主要与管样大汗腺腺瘤（tubular apocrine adenoma）鉴别，后者管腔细胞可见顶浆分泌，其余病理特征二者极为相似。部分学者把这两种疾病统称为导管状乳头状汗腺瘤（tubulopapillary hidradenoma）。

（北京医院皮肤科　孙凯律　常建民）

管状顶泌汗腺腺瘤
apocrine tubular adenoma

| 临床资料 |

◎ 患者，女性，46岁。

◎ 腰部丘疹6年。

◎ 6年前无明显诱因出现腰背部丘疹，无自觉症状。

◎ 系统检查：未见明显异常。

◎ 皮肤科检查：腰背部散在分布米粒至蚕豆大小的疣状皮色丘疹。

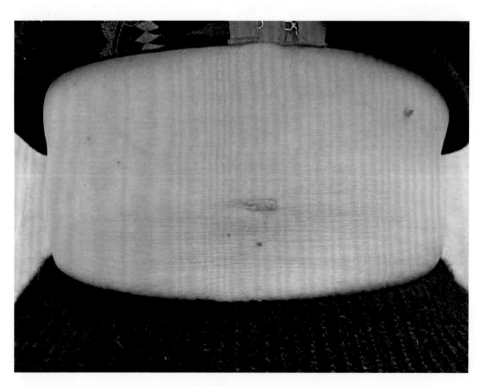

▲ 临床特征：腰背部散在分布米粒至蚕豆大小的疣状皮色丘疹

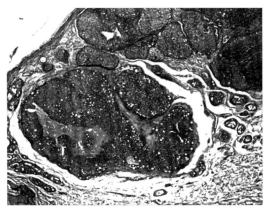
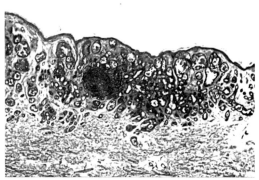

▲ 病理学特征：表皮轻度萎缩变薄，真皮内可见肿瘤细胞团块，部分形成管腔样结构

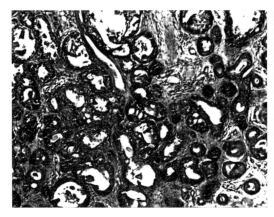
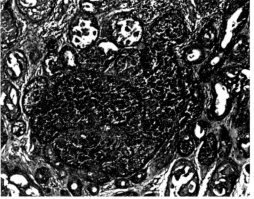

▲ 病理学特征：管腔形态不规则，管腔由两层上皮细胞组成，外层细胞为立方形或扁平状，而近管腔的细胞呈柱状，管腔内可见顶浆分泌

| 临床要点 |

▶ 管状顶泌汗腺腺瘤（apocrine tubular adenoma），又称管状大汗腺腺瘤。

▶ 是罕见的皮肤附属器良性肿瘤，女性较男性多发。

▶ 好发于头皮，也可见于面部、腋下、下肢和外生殖器等部位。

▶ 头皮部位的损害常合并皮脂腺痣，有时合并乳头状汗管囊腺瘤。

▶ 肿瘤通常表现为直径1~2 cm的皮下结节或有蒂的皮损，有时皮损似疣状斑块或结节，表面可见糜烂、渗出、结痂。

▶ 病程慢性，可持续多年。

▶ 组织病理：真皮内境界清楚的结节，可延至皮下组织，有时可通过导管样结构或扩大的毛囊漏斗部与表皮相连，真皮内出现大小不一的管腔样结构。管腔壁由两层细胞组成，外层细胞为立方形或扁平状，内层为柱状，可见顶浆分泌。

（陆军军医大学第一附属医院皮肤科　游弋）

皮脂腺瘤
sebaceoma

| **临床资料** |

◎ 患者，男性，38岁。

◎ 左头顶部皮疹10年。

◎ 患者10年前无明显诱因左头顶部出现一绿豆大粉红色丘疹，无自觉症状。

◎ 约3个月内逐渐增至黄豆大小。

◎ 系统检查：未见明显异常。

◎ 皮肤科检查：左头顶部可见一黄豆大粉色隆起性结节，大小约5 mm×5 mm，表面光滑，无破溃。

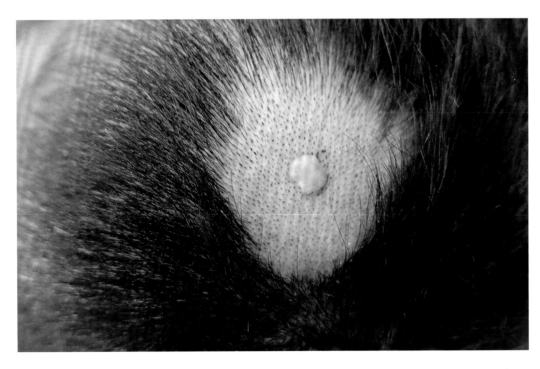

▲ 临床特征：左头顶部可见一黄豆大粉色隆起性结节，大小约5 mm×5 mm，表面光滑

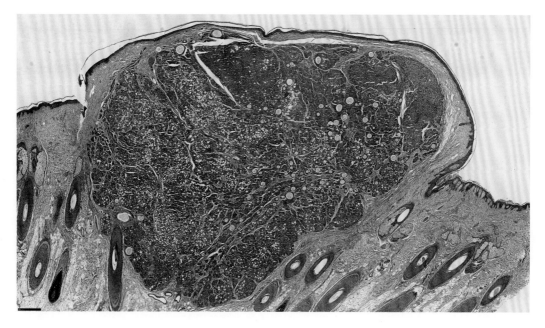

▲ 病理学特征：肿瘤细胞位于真皮内，界限清楚

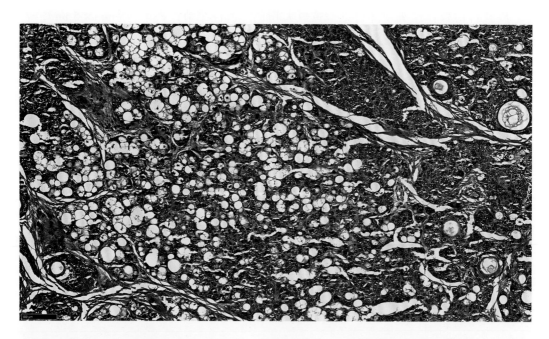

▲ 病理学特征：肿瘤细胞位于真皮内，境界清楚，可见大量不成熟的嗜碱性的皮脂腺细胞及成熟皮脂腺

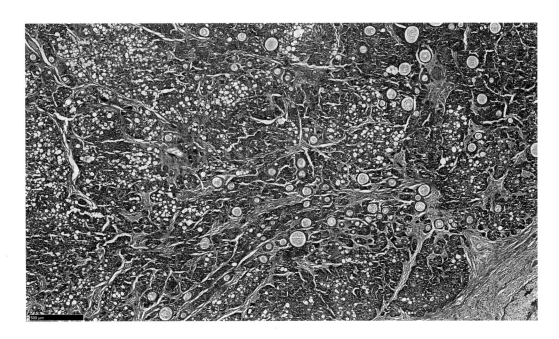

▲ 病理学特征：肿瘤内可见大量导管样结构

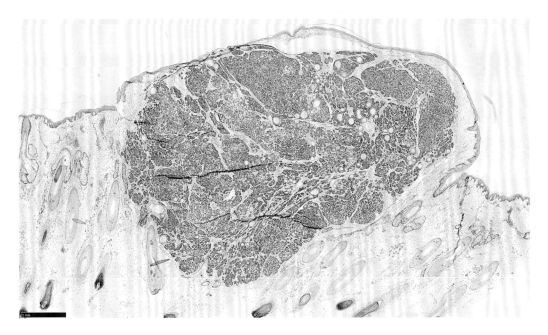

▲ 病理学特征：肿瘤细胞雄激素受体（AR）阳性表达

| 临床要点 |

▶ 皮脂腺瘤（sebaceoma）是由基底样（生发）皮脂腺细胞和小部分成熟皮脂腺细胞组成的良性皮肤附属器肿瘤。

▶ 多发生于老年患者，平均年龄70岁。

▶ 好发部位为头皮和面部。

▶ 临床表现为孤立性丘疹或结节，边界清楚，呈肤色、红色、橙色或黄色。

▶ 可与内脏恶性肿瘤特别是胃肠道肿瘤和泌尿生殖道肿瘤并发，即 Muir–Torre综合征。

▶ 组织病理：肿瘤细胞多位于真皮中部，也可与表皮相连，由数个大小不等、境界清楚的肿瘤细胞团块构成，肿瘤细胞主要为大小一致的基底样细胞，肿瘤细胞无异型性，无异常核分裂象和坏死，肿瘤细胞内可见多少不等的管腔样结构。

（中国医学科学院皮肤病医院　刘杏　张韡）

毛囊瘤
trichofolliculoma

| 临床资料 |

◎ 患者，男性，35岁。

◎ 左面部丘疹3年，无自觉症状。

◎ 3年前左面部出现一个黄豆大小圆形肤色皮疹，表面光滑，质地中等，中央可见少许白色毛发穿出。

◎ 系统检查：未见明显异常。

◎ 皮肤科检查：左面部见直径约0.3 cm×0.4 cm大小的圆形肤色结节，表面光滑，质地中等，中央可见数根白色毛发穿出。

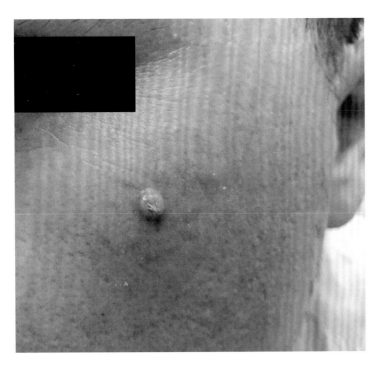

◀临床特征：左面部单发丘疹，中央可见数根白色毛发穿出

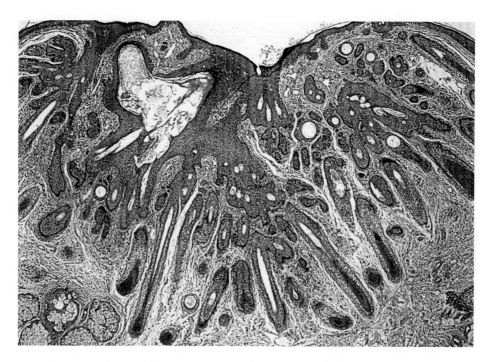

▲ 病理学特征：真皮见扩张的毛囊，部分囊壁长出次级毛囊，毛囊内含有毛干或角质

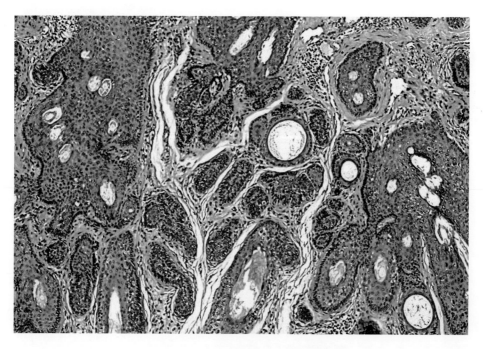

▲ 病理学特征：次级毛囊被界限清楚的结缔组织鞘包绕

│　临床要点　│

▶ 毛囊瘤（trichofolliculoma）又称毛囊上皮瘤，是一种毛鞘错构瘤。

▶ 多见于青壮年，好发于面部，特别是鼻两侧，偶见于头皮及颈部。

▶ 通常为单发，生长缓慢，呈肤色或淡红色圆顶状丘疹，直径为5～10 mm。

▶ 特征表现为丘疹中央开口处穿出一根或者多根柔软细小的白色或黑色毛发，具有一定的诊断价值。

▶ 组织病理：病变为单个或多个扩张而扭曲的毛囊，多开口于表皮，毛囊口角化过度，毛囊内含有毛干或角质。自囊壁伸出较多次级毛囊，次级毛囊周围有明显的纤维性毛根鞘环绕中央的原发性毛囊，可见到内毛根鞘、外毛根鞘、纤维性毛根鞘、毛乳头和毛球。次级毛囊间有上皮索连接，上皮索及次级毛囊周围有纤维间质包绕。

（四川大学华西医院皮肤性病科　王婷婷　王琳）

色素性毛母细胞瘤
pigmented trichoblastoma

| 临床资料 |

◎ 患者，男性，90岁。

◎ 下腹部黑色肿物10余年。

◎ 患者10余年前无明显诱因于下腹部出现一黑色肿物，缓慢增大，无自觉症状。

◎ 系统检查：未见明显异常。

◎ 皮肤科检查：下腹部见一外生性黑色结节，质地中等，带蒂，表面呈分叶状。

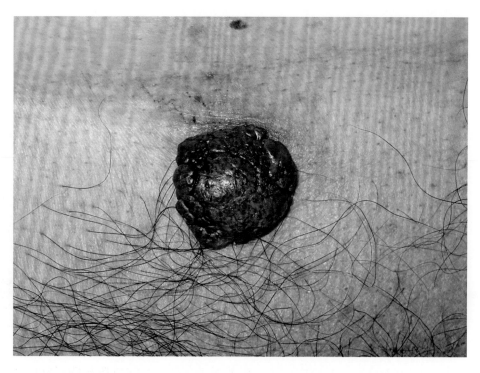

▲ 临床特征：下腹部见一外生性黑色结节，质地中等，带蒂，表面呈分叶状

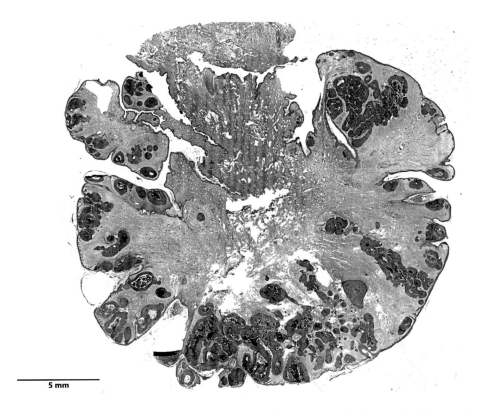

5 mm

▲ 病理学特征：肿瘤呈外生性生长，真皮内可见多个结节状基底样细胞团块，部分与表皮不相连，肿瘤内可见角囊肿及大量色素

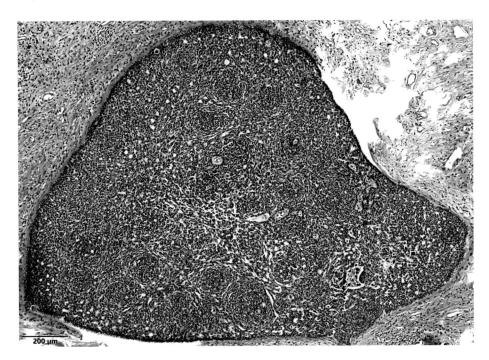

200 μm

▲ 病理学特征：基底样细胞组成的肿瘤团块，边缘细胞呈栅栏状排列，肿瘤内可见多个原始毛乳头结构；周围间质丰富，有假包膜

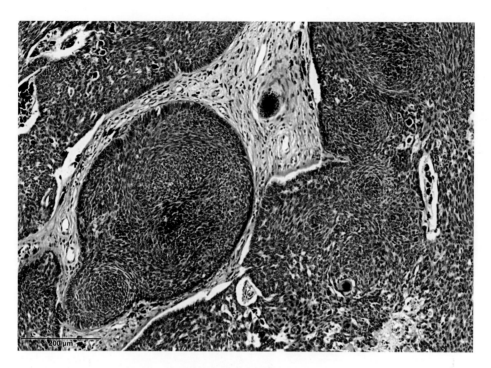

▲ 病理学特征：基底样细胞组成的肿瘤团块，边缘细胞呈栅栏状排列，肿瘤内可见大量色素及多个原始毛乳头结构

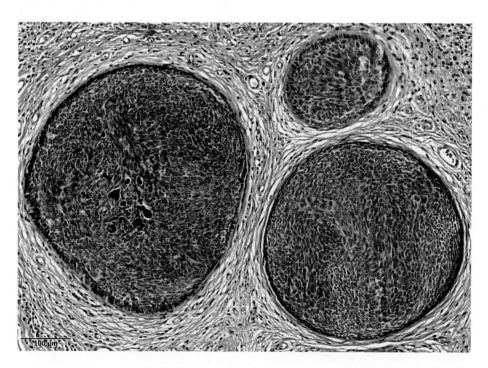

▲ 病理学特征：基底样细胞组成的肿瘤团块，边缘细胞呈栅栏状排列，细胞无明显异型性，肿瘤内可见色素；周围间质丰富，有假包膜，无收缩间隙

| 临床要点 |

► 毛母细胞瘤是指有生发能力的毛球及其相关的间叶细胞形成的新生物。

► 好发于50~70岁成年人。

► 好发于头颈部。

► 皮损表现为孤立、界限清楚的结节，生长缓慢，无自觉症状，多为皮色。

► 色素性毛母细胞瘤是毛母细胞瘤的一个特殊类型。

► 色素性毛母细胞瘤临床上表现为黑褐色的丘疹或结节。

► 多为单独发生，偶尔并发其他附属器良性肿瘤，如皮脂腺痣。

► 组织病理：真皮内肿瘤团块呈分叶状，由基底样细胞组成，周边细胞呈栅栏状排列，细胞无明显异型性；可形成角囊肿；周围间质致密，无收缩间隙，间质成分主要为成纤维细胞，可见原始毛乳头形成；色素型可见大量树枝状黑素细胞及色素。

► 在组织病理上可分为大结节型、小结节型、筛状、花串状及网状，也可有多种变异亚型：色素型、皮下型、巨大型、波纹状及透明细胞型；有人认为结缔组织增生性毛发上皮瘤是毛母细胞瘤的柱状型。

► 色素性毛母细胞瘤在病理上应与色素性基底细胞癌相鉴别。

（北京医院皮肤科　刘琬　常建民）

硬化性神经束膜瘤
sclerosing perineurioma

| 临床资料 |

◎ 患者，男性，31岁。

◎ 左示指远端伸侧丘疹7年余。

◎ 患者7年前发现左示指远端伸侧丘疹，淡红色，无自觉症状。

◎ 7年来逐渐缓慢增大至绿豆大小。

◎ 系统检查：未见明显异常。

◎ 皮肤科检查：左示指远端伸侧可见一绿豆大小丘疹，表面光滑，淡红色，质地硬。

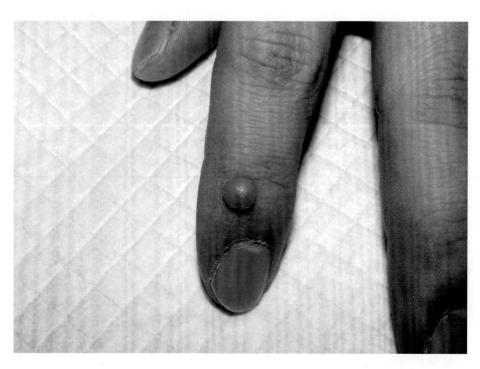

▲ 临床特征：左示指远端伸侧可见一绿豆大小丘疹，表面光滑，淡红色，质地硬

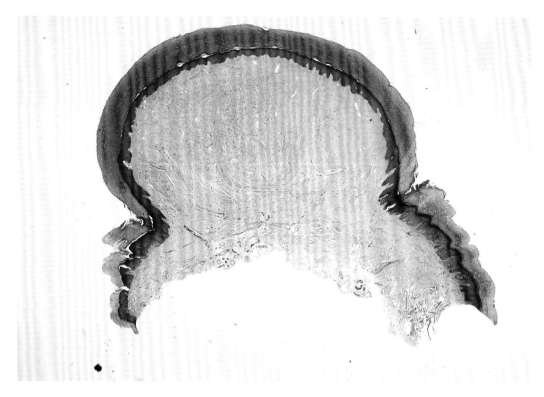

▲ 病理学特征：低倍镜下显示一外生性肿物

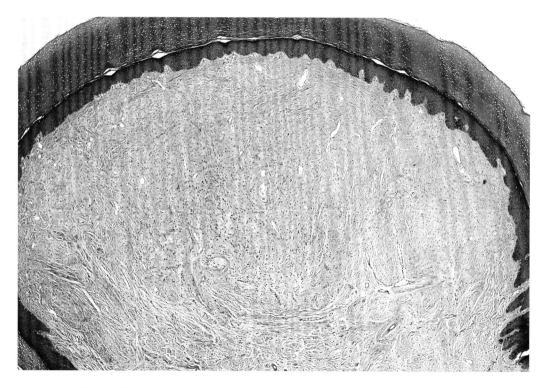

▲ 病理学特征：肿瘤细胞位于真皮内，边界清楚，无包膜

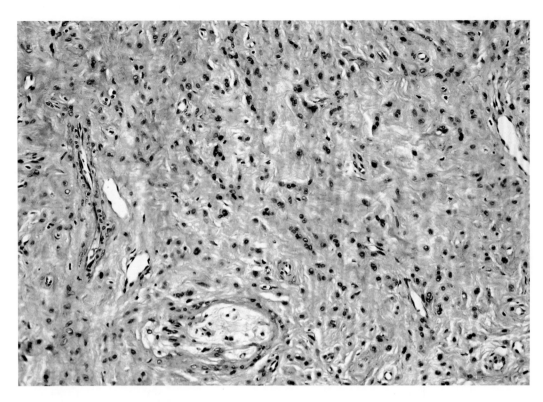

▲ 病理学特征：肿瘤细胞为分布不均的小圆形、卵圆形细胞

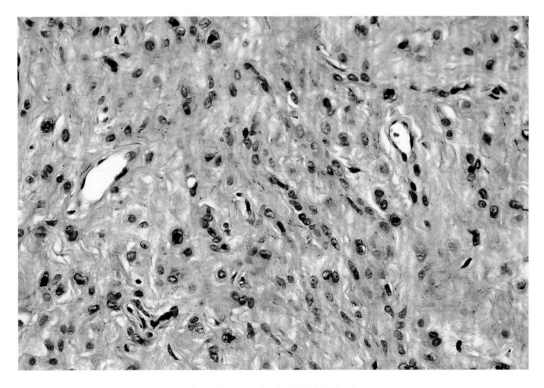

▲ 病理学特征：肿瘤细胞部分区域呈条索或小梁状排列

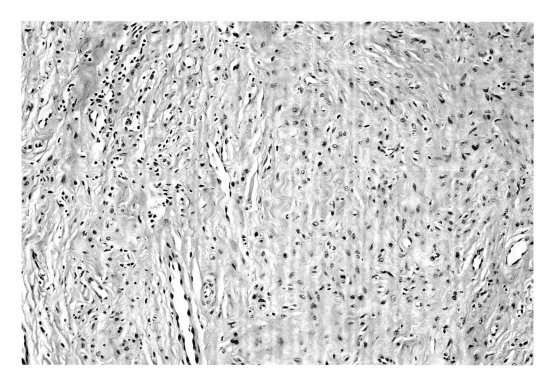

▲ 病理学特征：肿瘤间质内含有大量胶原纤维及丰富的薄壁小血管，并可见胶原均质化

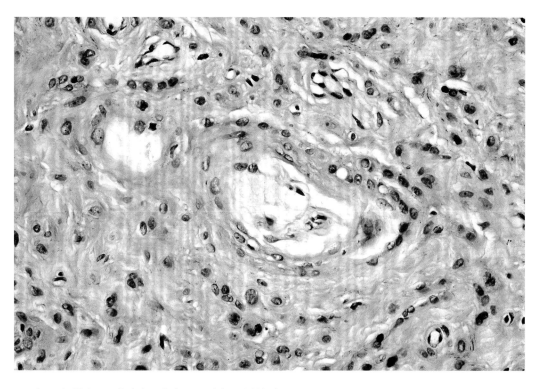

▲ 病理学特征：肿瘤间质内可见神经纤维束

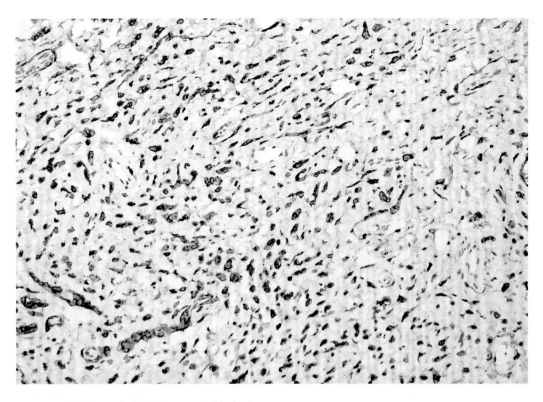

▲ **病理学特征:** 肿瘤细胞EMA阳性表达

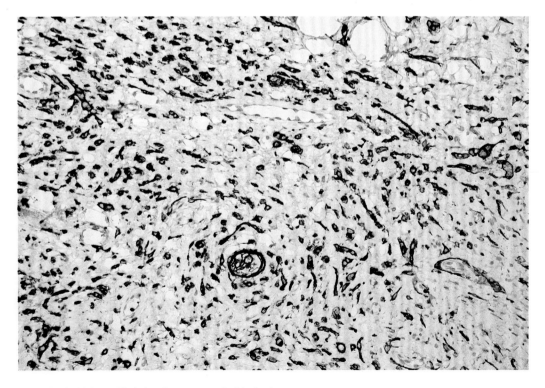

▲ **病理学特征:** 肿瘤细胞GLUT-1阳性表达

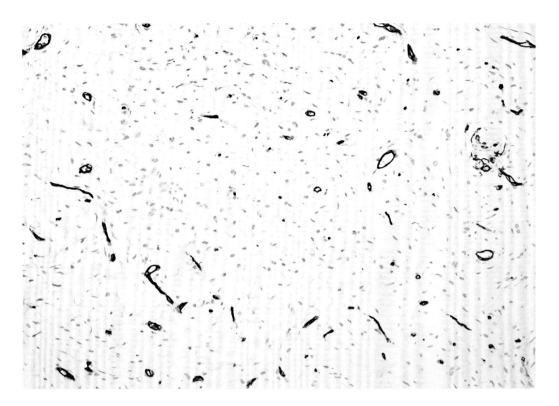

▲ 病理学特征：肿瘤细胞CD34阴性表达

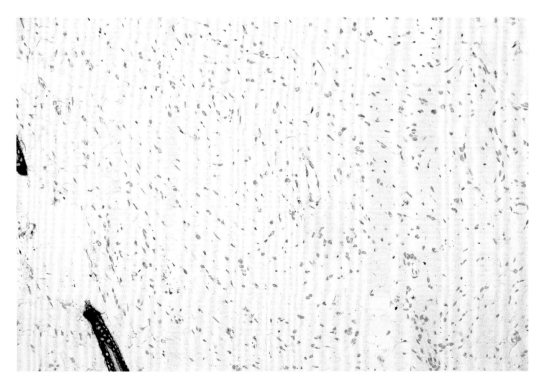

▲ 病理学特征：肿瘤细胞pan-CK阴性表达

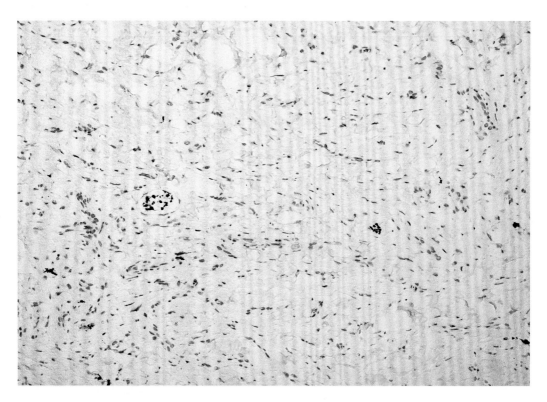

▲ 病理学特征：肿瘤细胞S100阴性表达，神经纤维束阳性表达

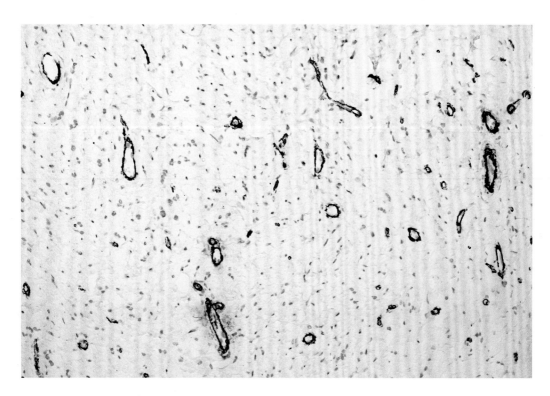

▲ 病理学特征：肿瘤细胞SMA阴性表达

｜ 临床要点 ｜

▶ 神经束膜瘤是一种神经束膜细胞分化的梭形细胞肿瘤，可分为神经内神经束膜瘤、软组织神经束膜瘤、硬化性神经束膜瘤、网状神经束膜瘤和丛状神经束膜瘤五种类型。

▶ 硬化性神经束膜瘤是一种特殊类型，由Fetsch等于1997年首先报道。

▶ 好发于20～30岁青年人，男性稍多见。

▶ 多发生于手指，偶可见发生于手掌和鱼际，少数可为双侧性和多发性。

▶ 常表现为浅表皮下缓慢生长的无痛性肿块。

▶ 临床上多诊断为腱鞘纤维瘤、腱鞘巨细胞瘤、囊肿或脂肪瘤等。

▶ 组织病埋：肿瘤的边界较清楚，但无包膜。

▶ 间质内含有大量的胶原纤维，胶原纤维之间分布不均的小圆形、卵圆形或胖梭形瘤细胞。

▶ 瘤细胞条索状、梁状或小簇状分布。

▶ 瘤细胞略呈上皮样，胞质淡染，胞膜不清，核圆形或卵圆形，染色质细腻，可见居中的核仁，无异型性及核分裂象。

▶ 间质内见丰富的小薄壁血管，偶见肥大细胞。

▶ 免疫组化：瘤细胞表达EMA、GLUT-1和Claudin-1为主，也可表达CD34，约29%病例可灶性阳性表达CK，近半数病例可表达SMA或MSA。

▶ 需与肌上皮瘤、黏液样滑膜肉瘤、恶性周围神经鞘膜瘤、黏液样软骨肉瘤相鉴别。

（华中科技大学同济医学院附属协和医院皮肤科　陈思远　黄长征）

上皮鞘神经瘤
epithelial sheath neuroma

| 临床资料 |

◎ 患者，女性，62岁。

◎ 右肩部红斑1个月。

◎ 患者1个月前无明显诱因右肩部出现一约3 cm红色斑块，偶伴瘙痒。

◎ 系统检查：未见明显异常。

◎ 皮肤科检查：右肩背部可见一红色斑块，局部质硬，表面光滑，边界不规则。

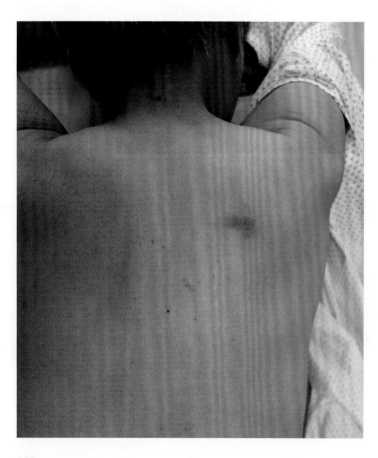

◀临床特征：右肩背部可见一红色斑块，表面光滑，边界不规则

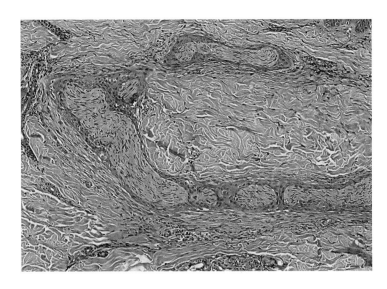

◄病理学特征：病变位于真皮浅层，鳞状上皮细胞包裹神经纤维

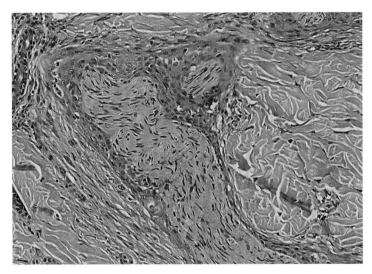

◄病理学特征：鳞状上皮细胞包裹神经纤维

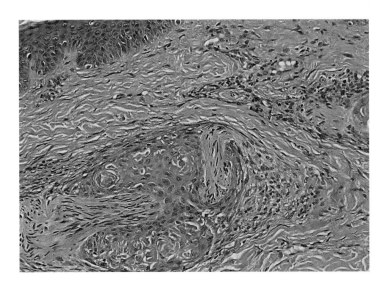

◄病理学特征：鳞状上皮细胞包裹神经纤维，可见较多角化不良细胞

| 临床要点 |

▶ 上皮鞘神经瘤是一种发生于真皮浅层的良性肿瘤。

▶ 临床罕见。

▶ 多发生于成年人的背部。

▶ 表现为无症状的孤立性丘疹或结节。

▶ 组织病理：真皮浅层由鳞状上皮细胞包裹神经纤维构成。

▶ 免疫组化：上皮细胞EMA阳性表达，神经细胞S100表达阳性。

（武汉市第一医院皮肤科　吕梦琦　苏飞　陈柳青）

丛状神经纤维瘤
plexiform neurofibroma

| 临床资料 |

◎ 患者，女性，57岁。

◎ 右前臂结节2年。

◎ 患者2年前无明显诱因右前臂屈侧出现一绿豆大小淡红色结节，无自觉症状，未诊治。

◎ 2年内逐渐增至黄豆大小。

◎ 系统检查：未见明显异常。

◎ 皮肤科检查：右前臂屈侧可见一黄豆大小淡红色结节，表面光滑，境界清楚，质软。

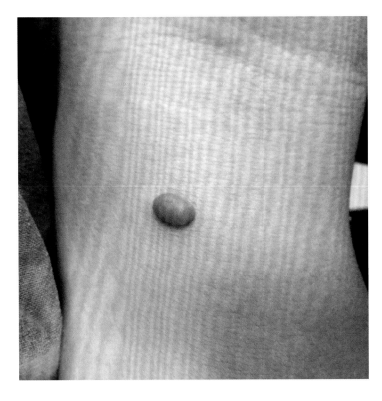

◀临床特征：右前臂屈侧可见一黄豆大小淡红色结节，表面光滑，境界清楚

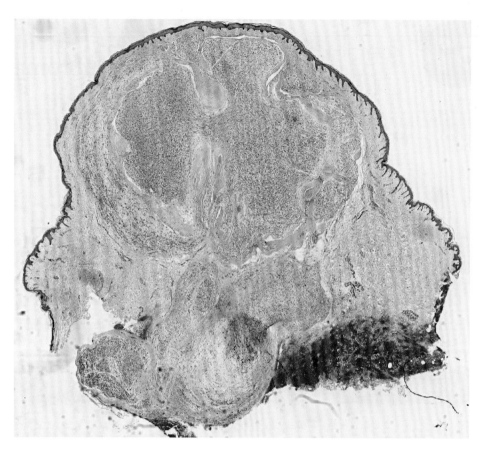

▲ 病理学特征：表皮大致正常，真皮全层可见多个大小不一具有黏液背景的结节性损害

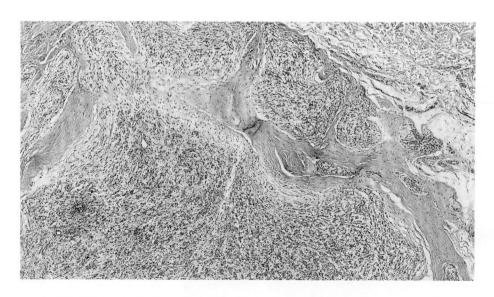

▲ 病理学特征：真皮全层可见多个大小不一的结节性损害，呈丛状模式，肿瘤结节周围有假包膜

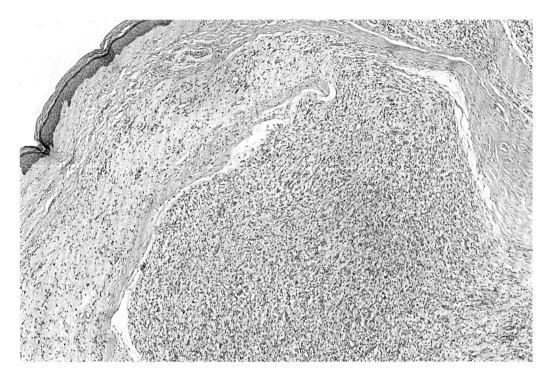

▲ **病理学特征**：肿瘤间质可见黏液样变性

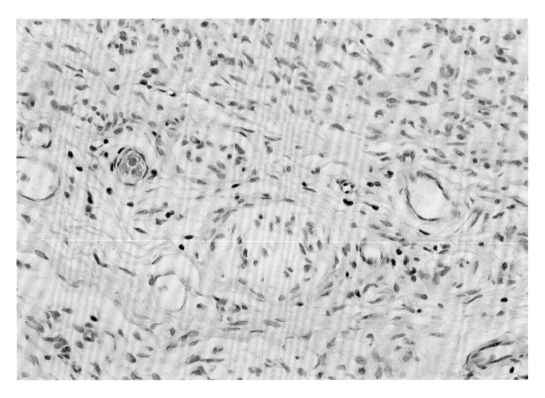

▲ **病理学特征**：瘤细胞呈梭形，排列疏松紊乱，胞核呈波浪状或尖细状，胞质淡染，细胞界限不清，间质中可见肥大细胞，未见核分裂象

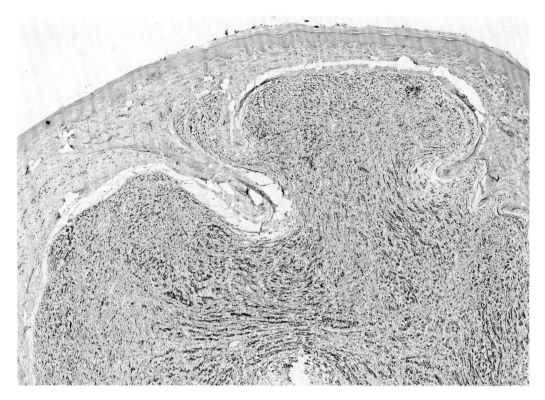

▲ 病理学特征：肿瘤细胞S100表达阳性

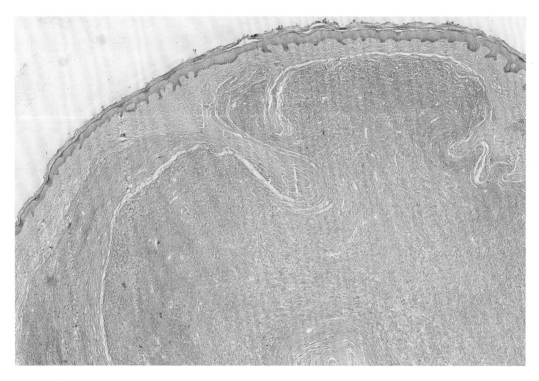

▲ 病理学特征：间质阿辛蓝染色阳性

│　临床要点　│

▶ 丛状神经纤维瘤（plexiform neurofibroma，PNF），为神经纤维瘤的一种少见亚型。

▶ 是一种具有局部侵袭性生长而不转移的良性肿瘤，存在恶变倾向。

▶ 多发生于儿童，少见成人发病。

▶ 最常见于头颈部。

▶ 临床表现为单个或多个皮下结节或呈条索状肿块，上方皮肤常有色素沉着。

▶ 组织病理：肿瘤主要由施万细胞、成纤维细胞及外周神经细胞构成，形成大小不一的丛状结构。可见粗大的神经干及间质黏液样变性，可见肥大细胞。若有核分裂象提示恶性可能。瘤细胞呈梭形，排列疏松紊乱，胞核呈波浪状或尖细状，胞质淡染。

（同济大学附属皮肤病医院／上海市皮肤病医院　吴南辉　刘业强）

席纹状胶原瘤
storiform collagenoma

| **临床资料** |

◎ 患者，男性，46岁。

◎ 上背部肿物40余年。

◎ 患者于40余年前发现上背部出现一绿豆大皮色肿物，缓慢增大，无明显自觉症状。

◎ 无局部外伤史。

◎ 系统检查：未见明显异常。

◎ 皮肤科检查：上背部可见一花生米大小、皮色到淡白色间杂淡红色的肿物，表面轻度沟纹状，边界清楚，触之质韧，无压痛。

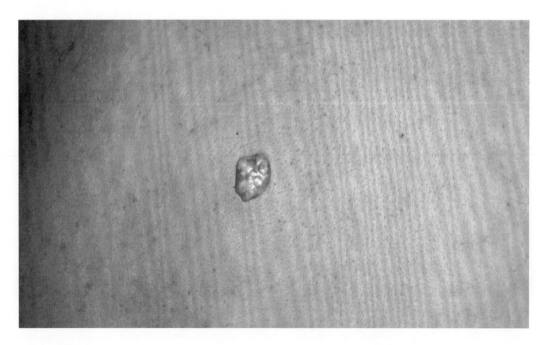

▲ 临床特征：上背部可见一花生米大小、皮色到淡白色间杂淡红色的肿物，边界清楚

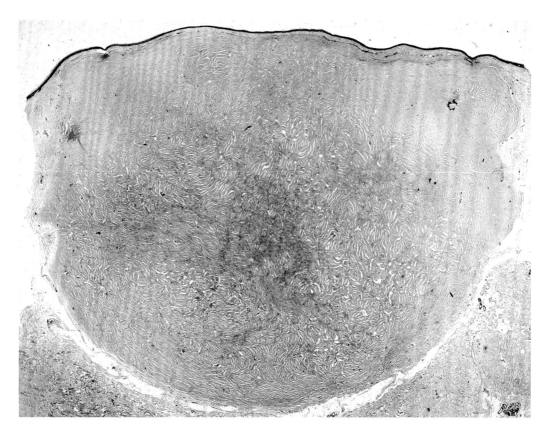

▲ 病理学特征：低倍镜下一边界清楚的无包膜肿物

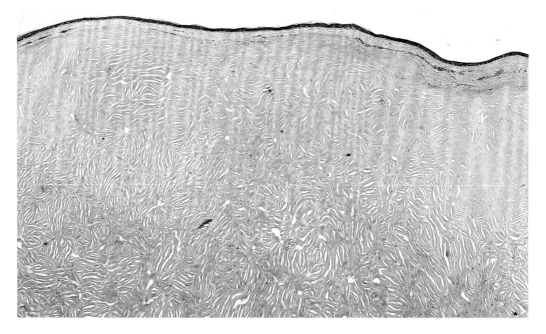

▲ 病理学特征：表皮萎缩变薄，真皮内可见一边界清楚的结节，无包膜

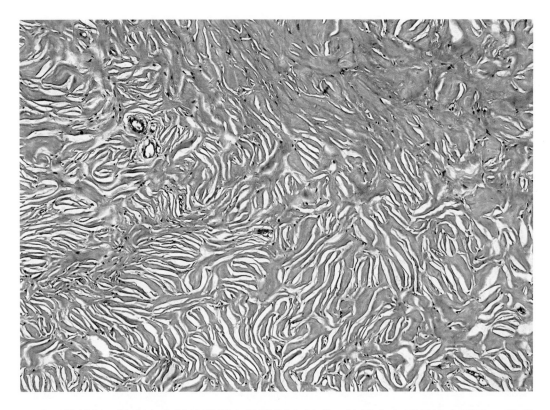

▲ 病理学特征：肿瘤由大量透明样变的胶原束组成，胶原束之间见许多裂隙，排列呈席纹状

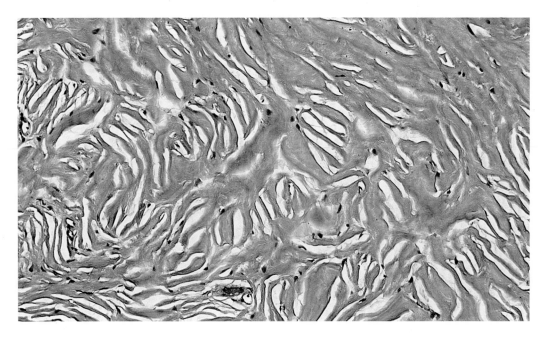

▲ 病理学特征：肿瘤由大量透明样变的胶原束组成，胶原束之间见许多裂隙，排列呈席纹状

│ 临床要点 │

▶ 席纹状胶原瘤（storiform collagenoma），又称硬化性纤维瘤（sclerotic fibroma），是一种少见的起源于成纤维细胞的肿瘤，表现为 I 型胶原增加。

▶ 好发于面、颈及四肢，也可见于躯干及头皮。

▶ 常表现为缓慢生长的、无痛的孤立结节。

▶ 也可多发。多发则是多发性错构瘤综合征（Cowden 综合征）的重要线索。

▶ 组织病理：可见一边界清楚的真皮内结节，由细胞较少的透明样变的胶原束组成，胶原束之间有裂隙分隔，排列呈席纹状，偶见少量的梭形细胞。

▶ 少数肿瘤可有较多细胞成分，如巨细胞胶原瘤镜下可见散在的多核巨细胞，可能是席纹状胶原瘤的一个亚型。

▶ 需与下列疾病相鉴别：腱鞘纤维瘤、单发的肌纤维瘤、纤维腺瘤、硬化性脂肪瘤及硬化性隆凸性皮肤纤维肉瘤。

（华中科技大学同济医学院附属协和医院皮肤科　陈思远　黄长征）

肌纤维瘤
myofibroma

| 临床资料 |

◎ 患者，女性，68岁。

◎ 左小腿屈侧单发皮疹1年余，无痛痒。

◎ 患者1年前无明显诱因左小腿屈侧出现一淡褐色黄豆大小结节，无明显痛痒。

◎ 皮损缓慢增长。

◎ 系统检查：未见明显异常。

◎ 皮肤科检查：左侧小腿屈侧见一直径约1.5 cm的淡褐色结节，质韧，表面光滑，边界清晰，活动度可，无压痛。

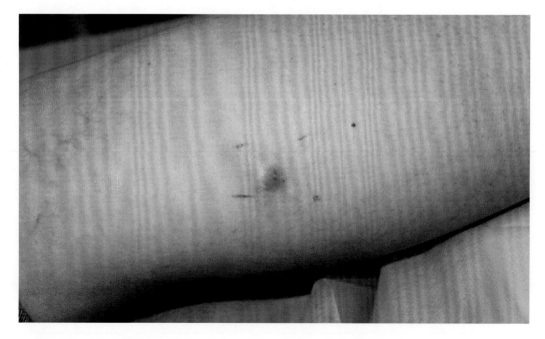

▲ 临床特征：左侧小腿屈侧一直径约1.5 cm的淡褐色结节，质韧，表面光滑，边界清晰

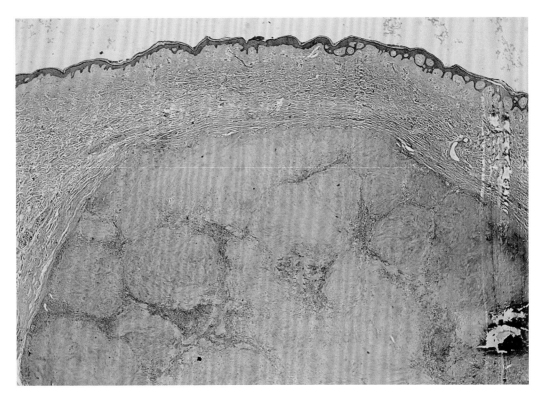

▲ 病理学特征：肿瘤位于真皮内，呈多结节状。具有明显的双相结构，由周边淡染区和中央深染区组成

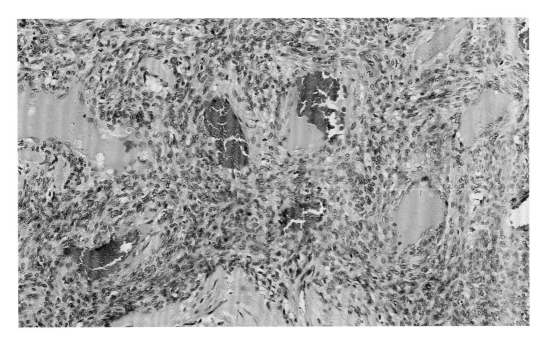

▲ 病理学特征：深染区肿瘤细胞围绕薄壁"鹿角状"分支状小血管呈"血管外周细胞瘤样"排列，肿瘤细胞为圆形或小多边形的原始间叶细胞

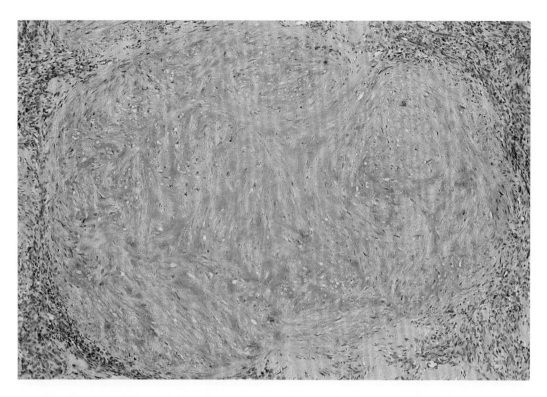

▲ 病理学特征：淡染区肿瘤细胞呈结节状、漩涡状排列。肿瘤细胞为肥胖的肌成纤维细胞

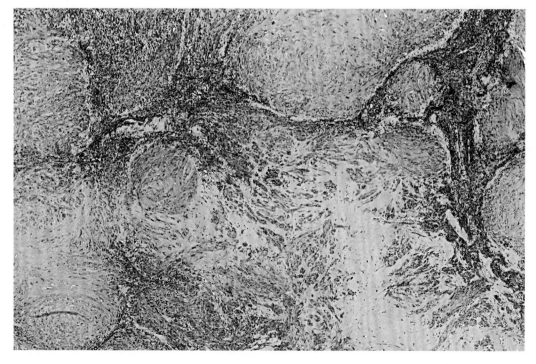

▲ 病理学特征：肿瘤淡染区和深染区细胞成分均表达平滑肌肌动蛋白（SMA）

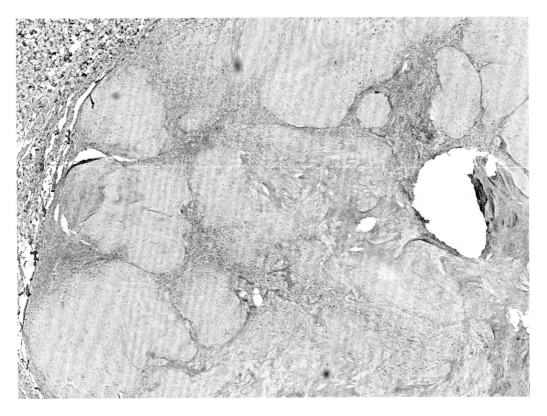

▲ 病理学特征：肿瘤细胞S100表达阴性

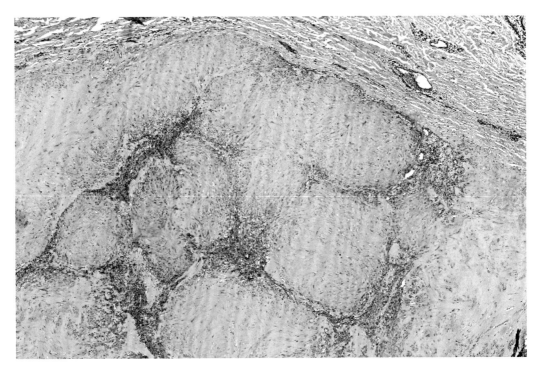

▲ 病理学特征：肿瘤细胞Desmin表达阴性

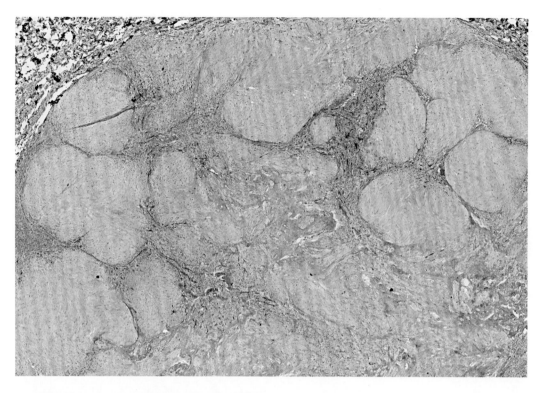

▲ 病理学特征：肿瘤细胞CD34表达阴性

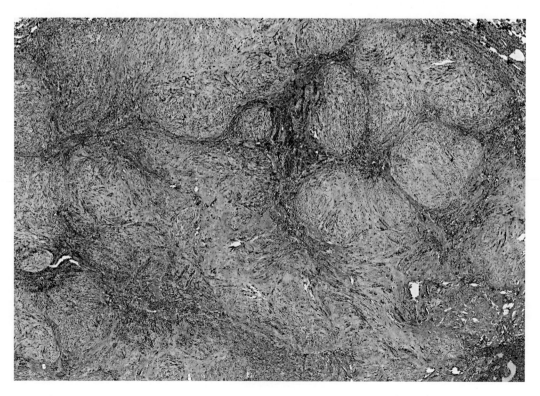

▲ 病理学特征：肿瘤细胞Vimentin表达阳性

｜ 临床要点 ｜

▶ 肌纤维瘤（myofibroma）多是单发的间叶源性肿瘤，也可呈多发性表现，称肌纤维瘤病。

▶ 肌纤维瘤的发病年龄集中于10岁以下的儿童及婴幼儿，成人发病罕见。

▶ 好发部位为头颈部。

▶ 多为皮下软组织肿物。

▶ 临床常表现为皮肤及皮下浅层缓慢生长的无痛性、孤立性结节或肿块。

▶ 组织病理：在低倍镜下肿瘤呈特征性的双相结构，即由周边淡染区和中央深染区组成。成束的梭形细胞呈结节状、旋涡状排列形成周边淡染区；圆形、短梭形或多角形的原始间叶细胞围绕分支状血管呈"血管外周细胞瘤"样排列在中央深染区。

▶ 免疫组化：弥漫表达SMA，极少表达Desmin，不表达S100、CD34。

（同济大学附属皮肤病医院 / 上海市皮肤病医院病理科　鲁丹　刘业强）

未分化肉瘤
undifferentiated sarcoma

| 临床资料 |

◎ 患者，女性，61岁。

◎ 右下肢肿物2年。

◎ 患者2年前无明显诱因发现右下肢伸侧出现结节，缓慢增大。

◎ 近半年疼痛，遂于当地医院手术切除肿物，未做病理。

◎ 术后1个月于手术边缘又出现肿物，4个月左右长成鸭蛋大小。

◎ 系统检查：未见明显异常。

◎ 皮肤科检查：右小腿伸侧见一5 cm×8 cm大小暗红色肿物，质地中等硬度。

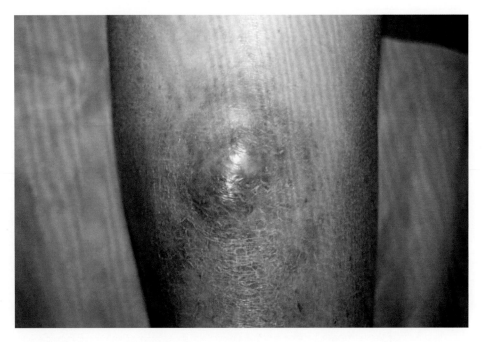

▲ 临床特征：右小腿伸侧可见一暗红色5 cm×8 cm肿物，表面较光滑

▲ 病理学特征：真皮内见肿瘤细胞团块

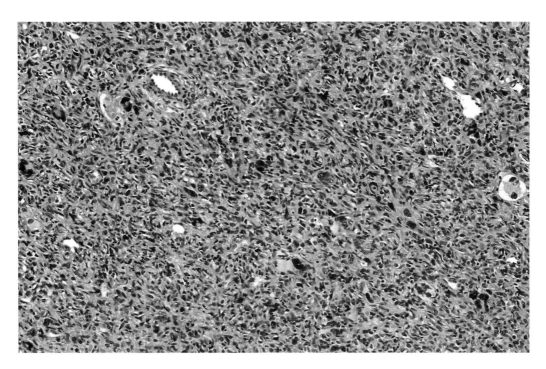

▲ 病理学特征：肿瘤细胞由大小不等梭形细胞组成，异型性明显，并见大量瘤巨细胞

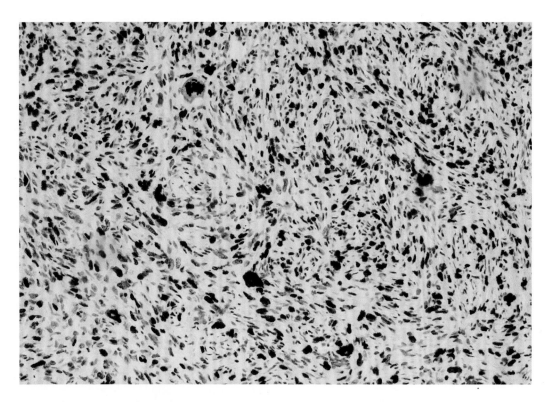

▲ 病理学特征：肿瘤细胞Ki67约30%阳性

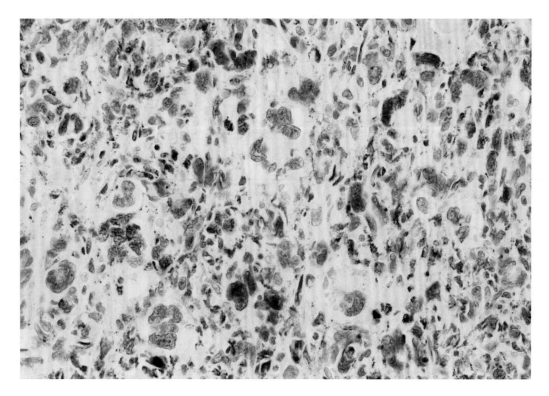

▲ 病理学特征：部分肿瘤细胞CD68表达阳性

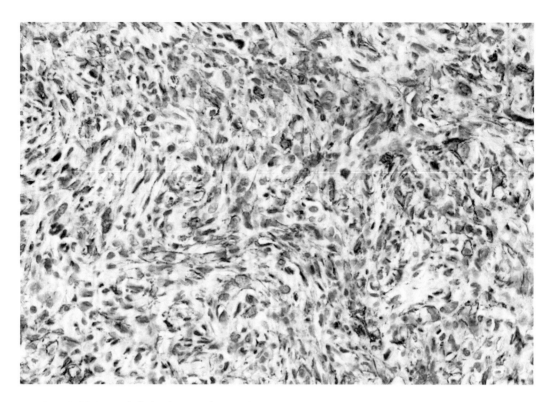

▲ 病理学特征：肿瘤细胞SMA表达阳性

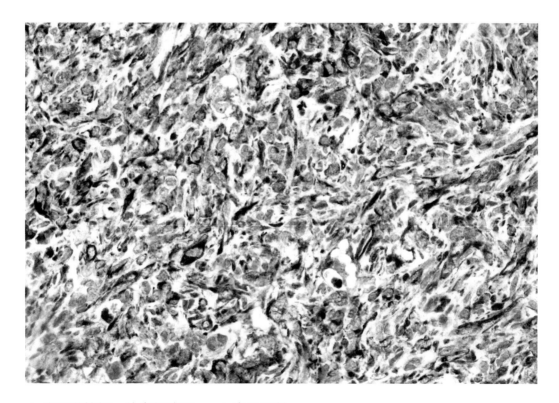

▲ 病理学特征：肿瘤细胞Vimentin表达阳性

| 临床要点 |

▶ 未分化肉瘤（undifferentiated sarcoma）又称恶性纤维组织细胞瘤（malignant fibrohistocytoma）、多形性未分化肉瘤（pleomorphic undifferentiated sarcoma）。

▶ 发病高峰为61～70岁。

▶ 是中老年人中常见的软组织肉瘤。

▶ 临床上瘤体大，位置深。

▶ 好发于大腿或臀部。

▶ 组织病理：皮下或深部软组织浸润性结节。肿瘤细胞异型性明显，常伴有圆胖的组织细胞样细胞、瘤巨细胞和梭形细胞。梭形细胞表现为成纤维细胞、肌成纤维细胞或平滑肌样细胞，肿瘤细胞排列呈编织状。

▶ 免疫组化：肿瘤细胞表达Vimentin，上皮样或多核巨细胞可表达CD68。

（吉林大学第二医院皮肤科　金仙花　夏建新）

病例 55 未定类细胞组织细胞增生症
indeterminate cell histiocytosis

| 临床资料 |

◎ 患者，女性，60岁。

◎ 全身淡红色丘疹、结节及斑块2年。

◎ 患者2年前无明显诱因四肢出现散在淡红色米粒大小丘疹，逐渐增多并累及躯干、颜面部，无自觉症状。

◎ 2年内逐渐增大形成绿豆至蚕豆大小红棕色结节，质硬，无压痛，部分融合成斑块。

◎ 系统检查：未见明显异常。

◎ 皮肤科检查：面部、躯干、四肢可见泛发性大小不等的淡红色或红褐色丘疹、结节，直径2 mm至1.6 cm大小，部分融合成斑块，表面光滑，质地坚实，无压痛。

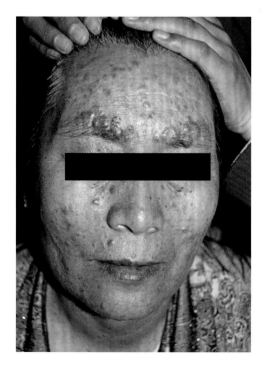

◀临床特征：面部淡红色丘疹、结节、斑块

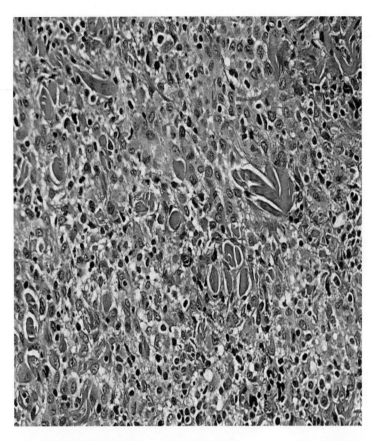

◀病理学特征：真皮弥漫分布的泡沫状或黄瘤样组织细胞

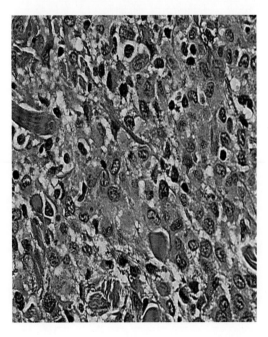

▲ 病理学特征：细胞核呈梭形、卵圆形或锯齿形，个别呈肾形，胞质丰富

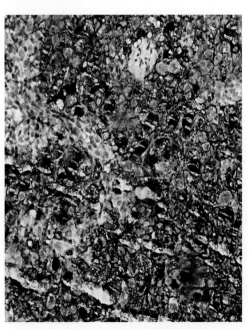

▲ 病理学特征：CD1a染色阳性

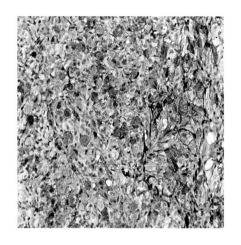

▲ 病理学特征：S100 染色阳性

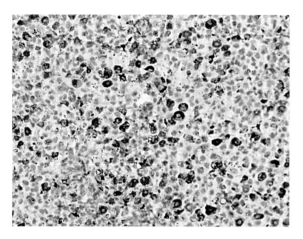

▲ 病理学特征：CD68染色阳性

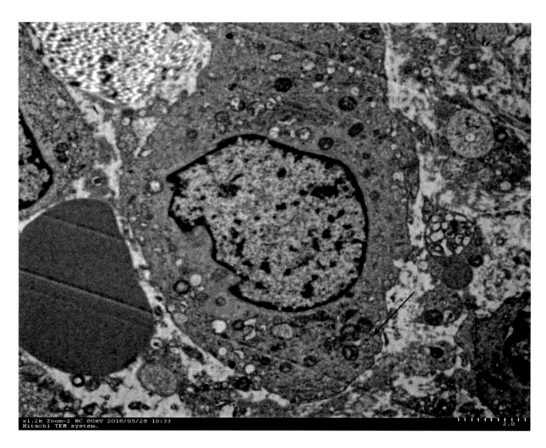

▲ 透射电镜检查：细胞核不规则，核周见多数溶酶体（✓），核周围未见Birbeck 颗粒

| 临床要点 |

► 未定类细胞组织细胞增生症（indeterminate cell histiocytosis, ICH）是一种少见的组织细胞疾病。

► 多见于成人，也可发生于儿童及婴幼儿。

► 皮疹可发生于头面部、躯干及四肢。

► 大多表现为多发性的、无症状的肤色、红色或红棕色的丘疹、结节。

► 个别病例临床上表现为狮面及良性头部组织细胞增生症。

► 预后相对较好，大多数皮疹可自行消退，但易复发。

► 组织病理：真皮内大量组织细胞浸润，通常不累及表皮。组织细胞含大量嗜酸性胞质，胞核呈卵圆形或锯齿状，有时可见典型的肾形细胞核，胞质空泡化，可见黄瘤样细胞和巨细胞。

► 免疫组化：CD1a、S100、CD68均阳性表达，有个别病例S100阴性表达。

► 需要与Langerhans细胞组织细胞增生症鉴别，二者临床表现、组织病理及常规免疫表型相似，主要靠电镜检查或者CD207免疫组化鉴别。

（昆明医科大学第一附属医院皮肤科　陈凤娟　刘彤云）

病例 **56** 皮肤窦组织细胞增生症
cutaneous Rosai-Dorfman disease

| 临床资料 |

◎ 患者，女性，32岁。

◎ 额头皮疹3月余。

◎ 患者3个月前无明显诱因出现前额群集红色丘疹及结节，不伴痛痒。

◎ 否认发热、淋巴结肿大等其余不适。

◎ 皮疹逐渐增多增大，未行规律诊治。

◎ 系统检查：未见明显异常。

◎ 皮肤科检查：前额可见簇状分布的红色丘疹及结节。

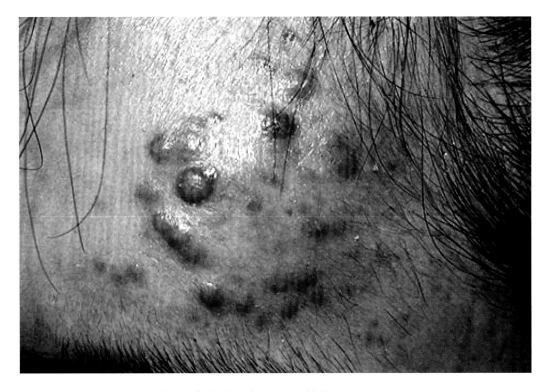

▲ 临床特征：前额可见簇状分布的红色丘疹和结节

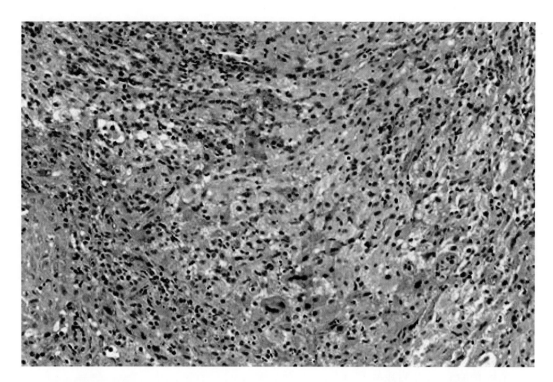

▲ 病理学特征：真皮内可见泡沫样组织细胞、淋巴细胞、浆细胞、中性粒细胞及嗜酸性粒细胞混合浸润

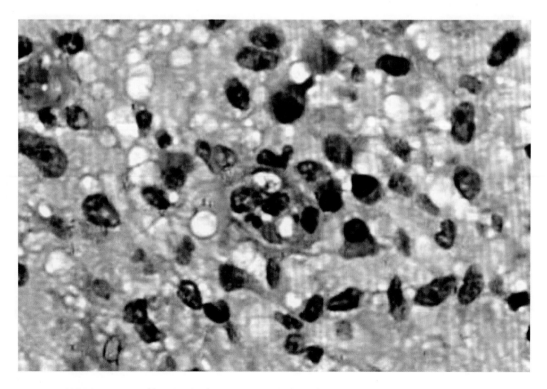

▲ 病理学特征：可见淋巴细胞移入组织细胞内现象

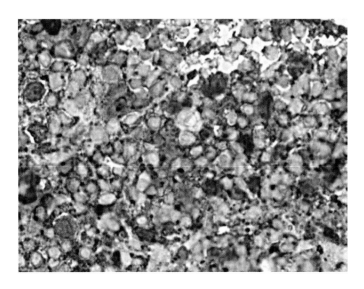

◀病理学特征：组织细胞
S100阳性

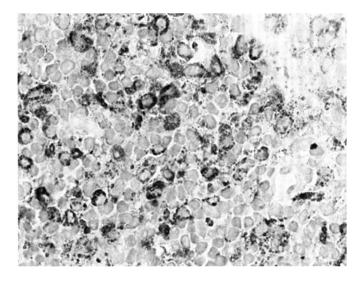

◀病理学特征：组织细胞
CD68阳性

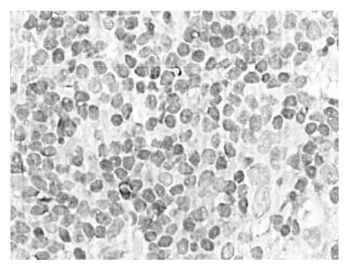

◀病理特征：组织细胞
CD1a阴性

| 临床要点 |

▶ 窦组织细胞增生症（Rosai–Dorfman disease，RDD）是一种少见的良性非朗格汉斯组织细胞增生性疾病。

▶ 病因不明，可能与人类疱疹病毒–6的感染有关。

▶ 通常表现为无痛性淋巴结肿大，伴有发热、多克隆丙种球蛋白血症及免疫功能失调。

▶ 40%的窦组织细胞增生症可以有淋巴结外的器官受累，尤其是皮肤。

▶ 皮肤窦组织细胞增生症最常见的受累部位是面部。

▶ 皮肤窦组织细胞增生症以群集的小结节伴周围卫星灶状的小丘疹为主要表现。

▶ 组织病理：真皮较多的组织细胞伴有淋巴细胞及浆细胞。移入现象（emperipolesis）是其特征，表现为组织细胞内含有完整的淋巴细胞。

▶ 免疫组化：组织细胞S100$^+$，CD68$^+$，CD1a$^-$。

（北京大学第一医院皮肤性病科　孙婧茹　汪旸　涂平）

病例 **57** 亲毛囊性蕈样肉芽肿
folliculotropic mycosis fungoides

| 临床资料 |

◎ 患者，男性，62岁。

◎ 四肢、躯干丘疹斑块伴瘙痒20年，加重1年。

◎ 患者近20年反复出现双下肢及躯干丘疹、斑块伴瘙痒，多次诊为湿疹，外用激素药膏后可部分缓解。

◎ 近1年丘疹、斑块发展至双上肢，外用激素药膏未见好转。

◎ 系统检查：未见明显异常。

◎ 皮肤科检查：躯干、四肢多发暗红色毛囊性丘疹，相互融合成斑块，部分丘疹中央可见棘状角栓，散见结痂、破溃。

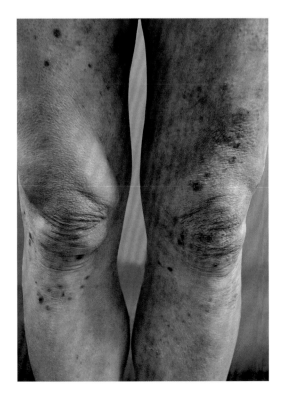

◀临床特征：躯干、四肢多发暗红色丘疹，部分融合成斑块

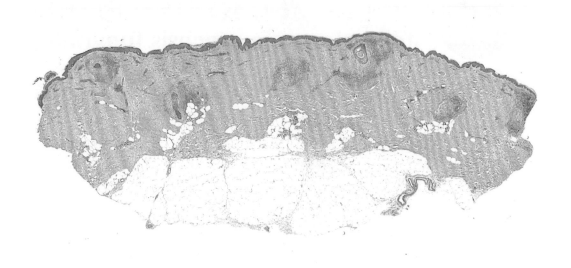

▲ 病理学特征：毛囊周围及真皮血管周围致密淋巴样细胞浸润

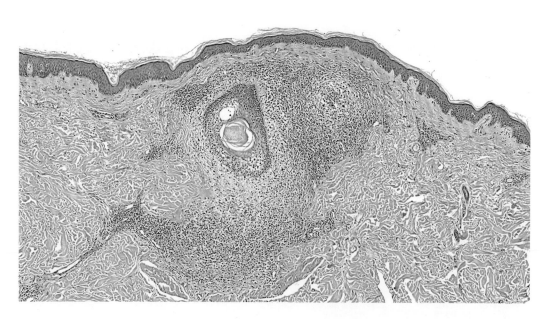

▲ 病理学特征：部分细胞侵入毛囊上皮

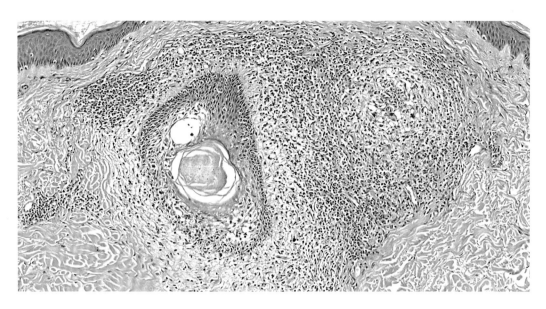

▲ 病理学特征：毛囊周围致密淋巴样细胞浸润，伴组织细胞、嗜酸性粒细胞及少量浆细胞，少量淋巴样细胞侵入毛囊上皮，个别细胞有异型性

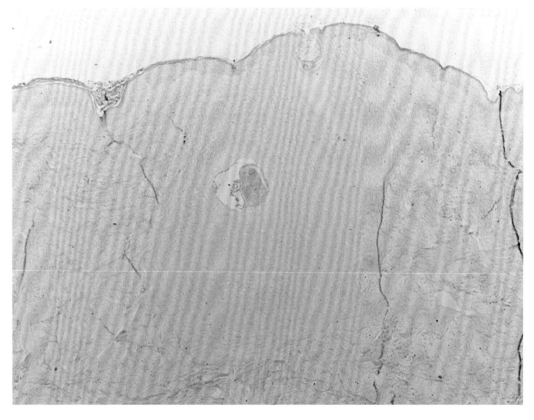

▲ 病理学特征：阿辛蓝染色示受累毛囊内及毛囊周围黏蛋白沉积

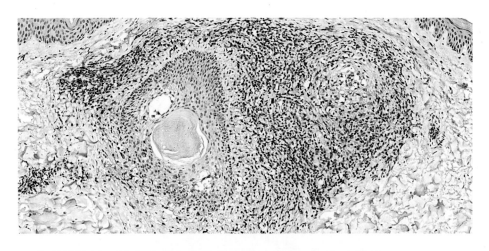

▲ 病理学特征：侵入毛囊上皮的异型淋巴细胞CD4表达阳性

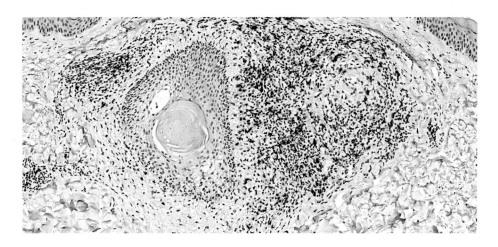

▲ 病理学特征：侵入毛囊上皮的异型淋巴细胞CD8表达阴性

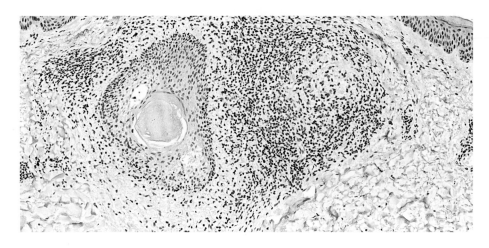

▲ 病理学特征：Ki67阳性约10%

临床要点

▶ 毛囊性蕈样肉芽肿（folliculotropic mycosis fungoides），是蕈样肉芽肿的一种少见亚型。

▶ 多发生于40～60岁的患者，男性多见。

▶ 好发部位为头颈部。

▶ 临床表现为毛囊性丘疹、痤疮样丘疹、斑块、结节、囊肿、脱发等，多伴有瘙痒。

▶ 组织病理：异型的淋巴细胞亲毛囊分布，并侵入毛囊上皮，主要为CD4+ T淋巴细胞，伴毛囊上皮黏蛋白沉积。

▶ 免疫组化：浸润的异型淋巴细胞表达T淋巴细胞表面标志物，主要表达CD4。

（上海交通大学医学院附属新华医院皮肤科　陈嘉雯　余红）

肉芽肿性皮肤松弛症
granulomatous slack skin

| 临床资料 |

◎ 患者，女性，47岁。

◎ 右下腹皮肤褐色斑片伴松弛5年余。

◎ 患者5年前无明显诱因腹部出现褐色斑片，逐渐增大伴皮肤松弛下坠。

◎ 系统检查：未见明显异常。

◎ 皮肤科检查：右下腹部皮肤红褐色斑片伴皮肤明显松弛下坠。

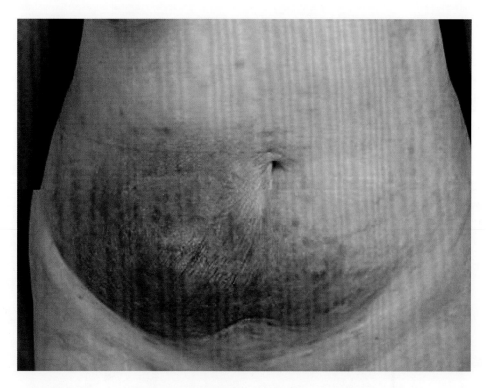

▲ 临床特征：右下腹皮肤红褐色斑片，界限不清，皮肤松弛下坠

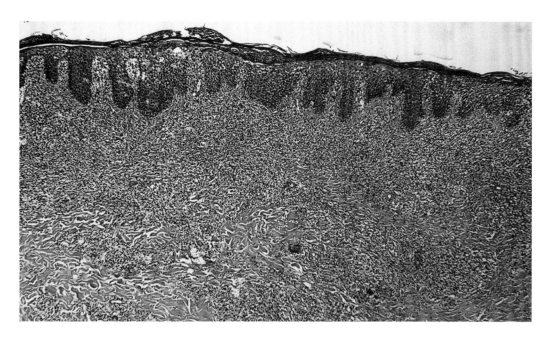

▲ 病理学特征：表皮与真皮交界部位淋巴样细胞带状浸润，可见淋巴样细胞亲表皮

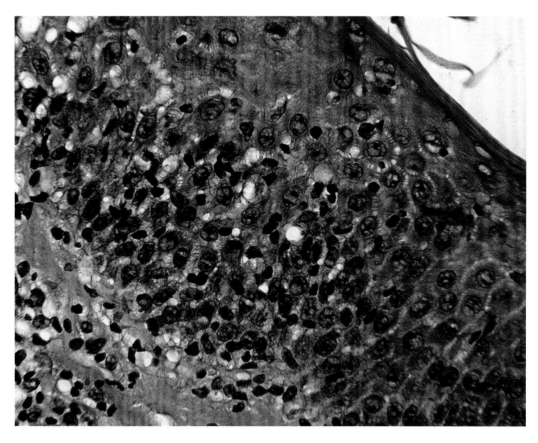

▲ 病理学特征：表皮内小至中等大小的异型淋巴细胞浸润

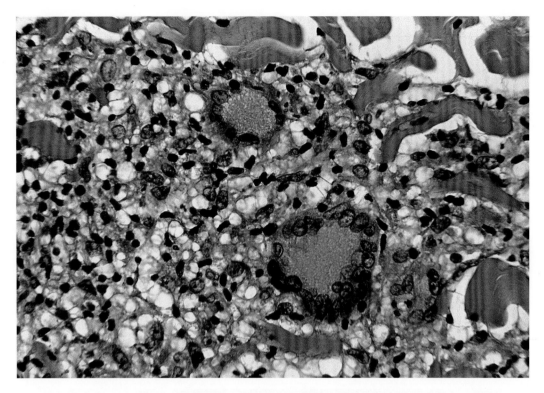

▲ 病理学特征：真皮间质内组织细胞及多核巨细胞浸润，周围有异型淋巴细胞

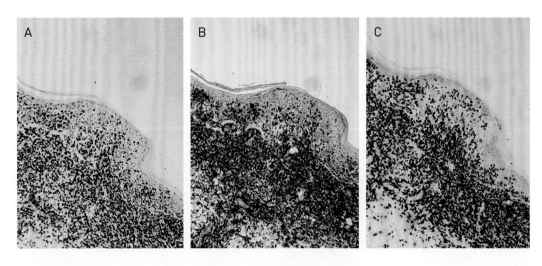

▲ 病理学特征：A. 免疫组化CD3阳性；B. 免疫组化CD4阳性；C. 免疫组化CD5阳性

｜ **临床要点** ｜

▶ 肉芽肿性皮肤松弛症（granulomatous slack skin）是肉芽肿性蕈样肉芽肿的罕见变异型。

▶ 临床特点是皮肤明显的大片松弛皱褶，常见于屈曲部位。

▶ 组织病理上与普通的蕈样肉芽肿相比，浸润范围更深在，常累及真皮深部及皮下组织，有许多多核巨细胞，可见多核巨细胞吞噬弹力纤维的现象。

（解放军总医院皮肤科　巴伟　赵梓纲　李承新）

血管内 NK/T 细胞淋巴瘤
intravascular natural killer (NK)/ T-cell lymphoma

| 临床资料 |

◎ 患者，女性，83岁。

◎ 躯干、左下肢皮疹半年，无自觉症状。

◎ 患者半年前无明显诱因乳房周围、腰部及左大腿出现片状暗紫红色斑块。

◎ 无自觉症状，伴间歇性发热。

◎ 皮疹范围逐渐扩大。

◎ 系统检查：未见明显异常。

◎ 皮肤科检查：右侧乳房周围、右侧腰部及左大腿可见大片境界清楚的暗紫红色浸润性斑块。

◎ 实验室检查：血常规：白细胞（WBC）3.48×10⁹/L，红细胞（RBC）3.15×10¹²/L，血红蛋白（Hgb）100 g/L；尿常规：白细胞+++、胆红素+、尿胆原++；乳酸脱氢酶（LDH）388 U/L；铁蛋白 647.7 ng/Ml。

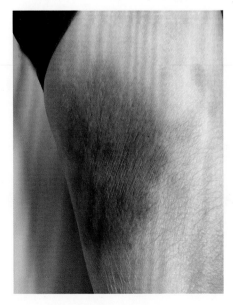

◀临床特征：左大腿内侧可见大片暗紫红色浸润性斑块，边界清晰，表面无脱屑

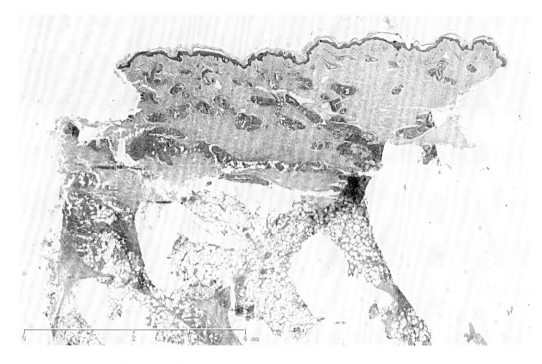

▲ 病理学特征：病变位于真皮内及皮下脂肪层，呈小团块状分布

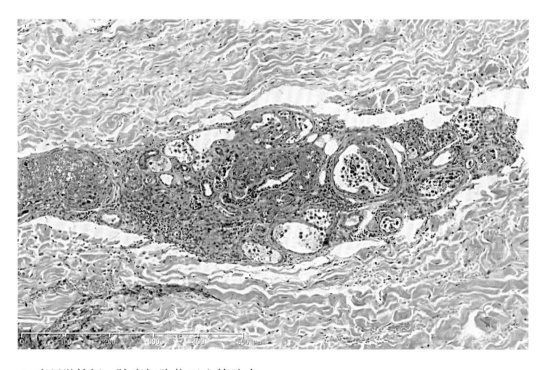

▲ 病理学特征：肿瘤细胞位于血管腔内

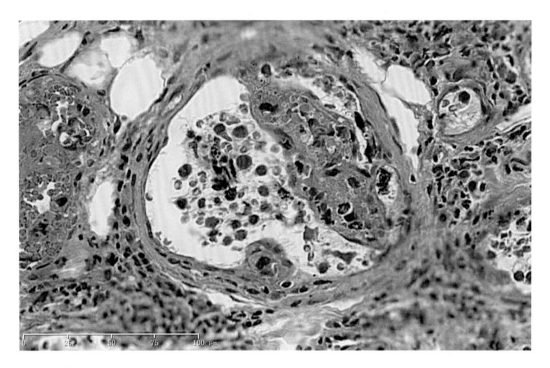

▲ 病理学特征：血管腔内的肿瘤细胞核深染，可见细胞异型性及核分裂象

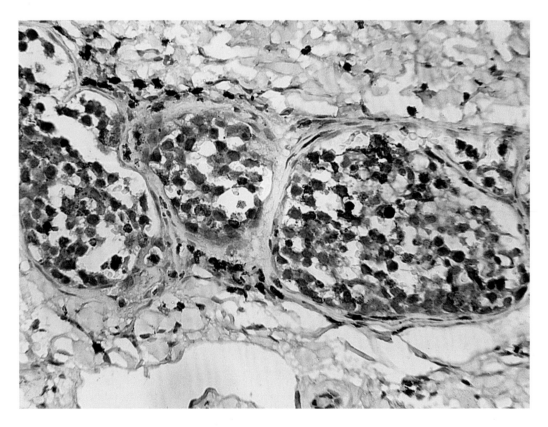

▲ 病理学特征：肿瘤细胞CD3表达阳性

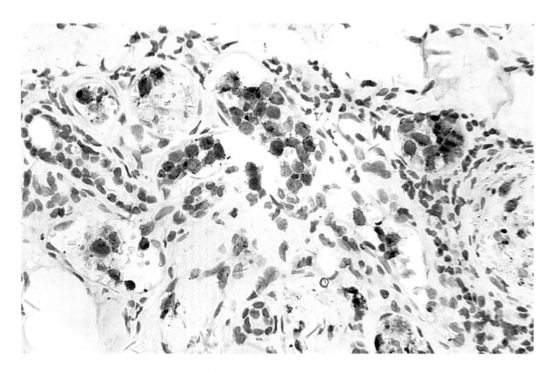

▲ 病理学特征：肿瘤细胞颗粒酶B表达阳性

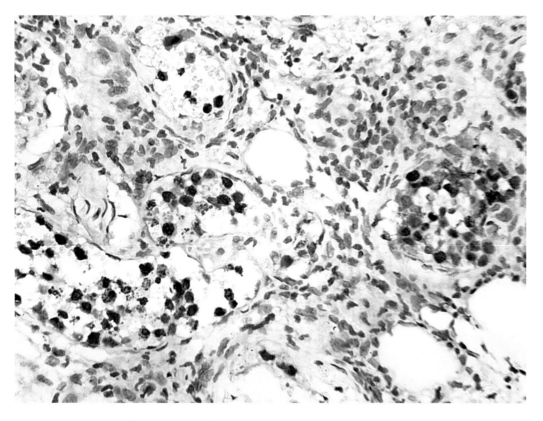

▲ 病理学特征：肿瘤细胞EBER表达阳性

| 临床要点 |

▶ 血管内NK/T细胞淋巴瘤约占血管内淋巴瘤的10%～15%。

▶ 男女比例相当，中位发病年龄为47岁。

▶ 病程最短2个月，最长36个月。

▶ 多数以皮疹起病，可伴有多系统（如中枢神经系统、脾）损害。

▶ 组织病理：中-大的异型淋巴样细胞局限于血管内生长。

▶ 免疫组化证实NK细胞表型即可诊断。

▶ NK细胞表型常用的组化标记物为CD3、CD56、细胞毒标记（颗粒酶B等）、EBER。

▶ 少数CD56阴性的病例，通过检测EBER和细胞毒标记来确诊。

（江苏省中医院皮肤科　薛燕宁　闵仲生）

病例 60

上皮样蓝痣
epithelioid blue nevus

| 临床资料 |

◎ 患者，女性，39岁。

◎ 左足肿物10余年。

◎ 患者10余年前左足背出现一蓝黑色肿物，逐渐增大，无自觉症状，无破溃、出血。

◎ 患处无外伤史。

◎ 系统检查：未见明显异常。

◎ 皮肤科检查：左足背可见一黄豆大小蓝黑色丘疹，表面光滑，边界较清晰。

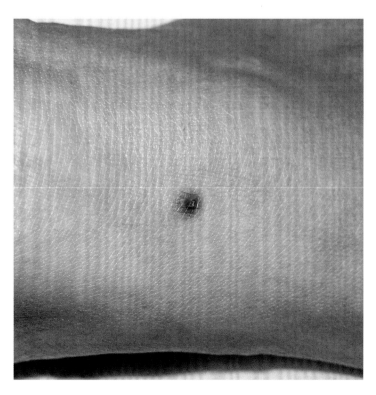

◄临床特征：左足背黄豆大小蓝黑色丘疹

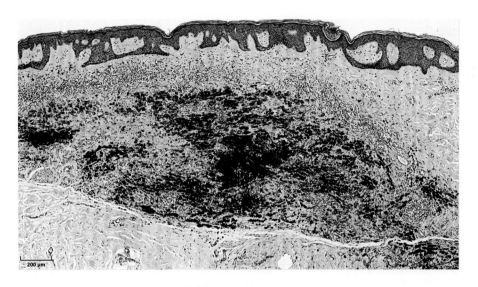

▲ 病理学特征：真皮内可见黑褐色肿瘤团块

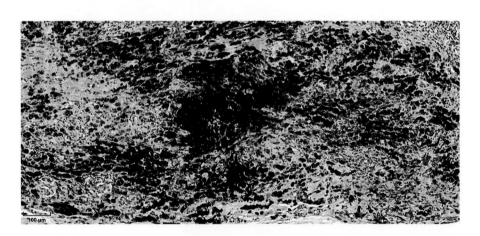

▲ 病理学特征：肿瘤主要由上皮样细胞组成，呈线状或片状分布，富含较多色素

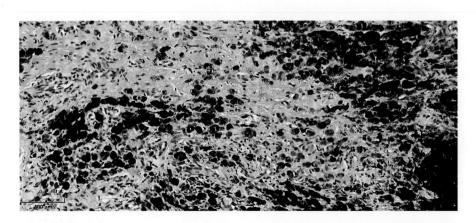

▲ 病理学特征：上皮样细胞呈球形，分布于胶原纤维束间，富含色素

｜ 临床要点 ｜

► 上皮样蓝痣（epithelioid blue nevus）是蓝痣的一种少见变异型。

► 常发生于Carney综合征患者中，少数也可单独存在。

► 上皮样蓝痣常单发，有时可多发。

► 好发于躯干和四肢。

► 表现为蓝黑色至紫色的圆形丘疹或结节，典型皮损直径可达1 cm。

► 组织病理：真皮内肿瘤团块，偶可侵及脂肪层，附属器常受累。可见大小不等的球形细胞和多角形细胞分布于胶原纤维束间。球形细胞色素明显，核呈泡状，核仁明显；多角形细胞内仅有少量色素沉积，核亦呈泡状，可见单个明显的核仁。有时可见零散分布的有丝分裂象。

► 免疫组化：球形细胞表达CD68；上皮样细胞表达S100和HMB-45，但不表达CD68。

（北京医院皮肤科　孙凯律　常建民）

深部穿通性痣
deep penetrating nevus

| 临床资料 |

◎ 患者，女性，32岁。

◎ 左上肢皮疹10余年。

◎ 患者10余年前无明显诱因左上肢出现一米粒大小黑色丘疹，无自觉症状。

◎ 近半年逐渐增大。

◎ 系统检查：未见明显异常。

◎ 皮肤科检查：右上肢伸侧可见一绿豆大小黑色斑丘疹，边界清楚，表面光滑。

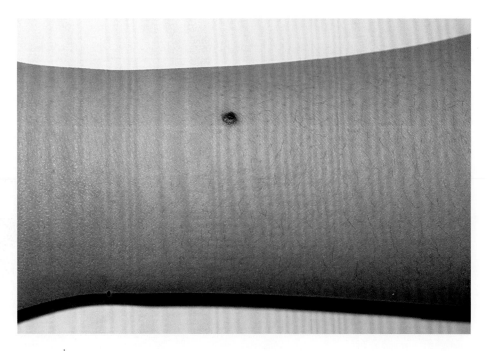

▲ 临床特征：右上肢伸侧可见一绿豆大小黑色斑丘疹，边界清楚，表面光滑

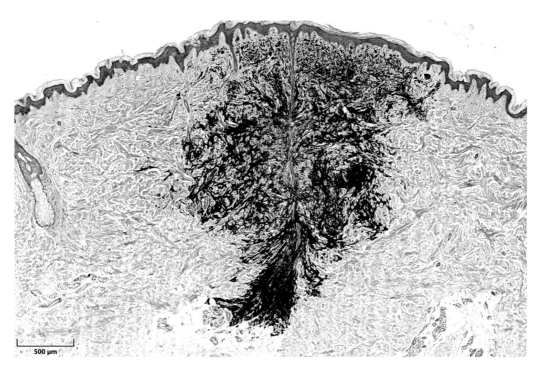

▲ 病理学特征：表皮大致正常，肿瘤细胞团块位于真皮内，呈楔形生长模式，尖端穿入真皮深层和脂肪层，界限较清晰

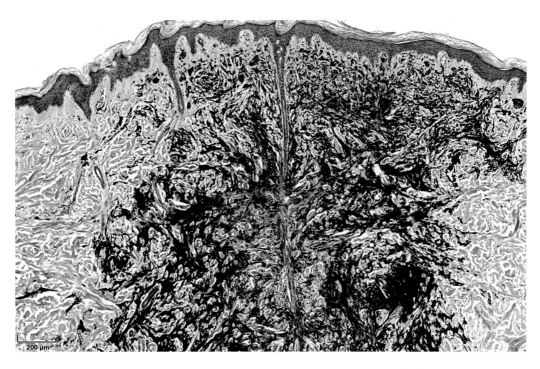

▲ 病理学特征：肿瘤团块由梭形及上皮样细胞组成，内有大量色素颗粒；细胞无明显异型性，肿瘤团块周围可见胶原纤维增生，无明显炎症细胞浸润

| 临床要点 |

► 深部穿通性痣（deep penetrating nevus）由Seab等于1989年首次报告。

► 本病临床上较为少见。

► 发病年龄为3~64岁，多见于20~30岁。

► 好发部位为面部、躯干上部及四肢远端。

► 临床表现为单发的丘疹或结节，直径一般<1 cm，表面呈蓝色、蓝黑色或黑色。

► 组织病理：肿瘤细胞团块主要位于真皮内，真皮乳头一般不受累。肿瘤细胞呈楔形生长模式，上宽下窄，边界较清晰。肿瘤细胞由色素性梭形细胞及上皮样细胞组成，形成界限清楚的束状、丛状或楔形的团块深入真皮深部甚至脂肪层。肿瘤细胞可沿小汗腺、毛囊、立毛肌自上向真皮深部分布。

► 深部穿通性痣多为皮内痣，少数为混合痣。

（北京医院皮肤科　张航　常建民）

疣状角化不良瘤
warty dyskeratoma

| 临床资料 |

◎ 患者，女性，62岁。

◎ 头皮肿物5年余。

◎ 患者5余年前头皮出现一肤色黄豆大小结节，表面粗糙，偶尔伴轻度瘙痒。

◎ 皮疹缓慢增大，无破溃及出血。

◎ 系统检查：未见明显异常。

◎ 皮肤科检查：头皮可见一孤立黄豆大小肤色角化性结节，触之较硬，表面粗糙。

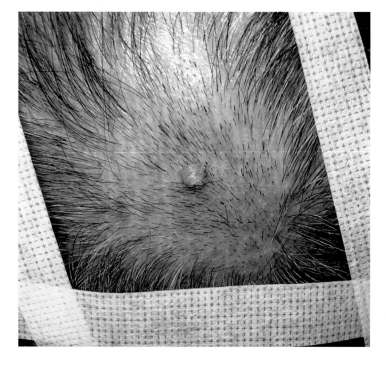

◀临床特征：头皮可见一孤立黄豆大小肤色角化性结节，触之较硬，表面粗糙，边界清晰

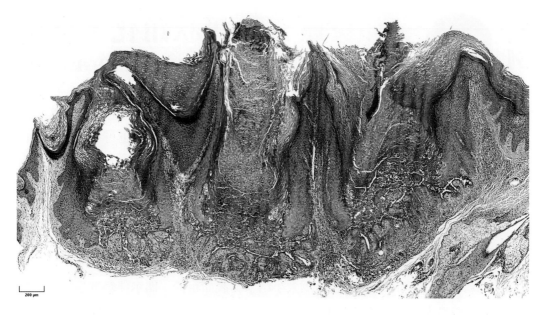

▲ 病理学特征：角化过度，棘层肥厚，低倍镜下表皮呈扩张的杯状外观，其内充满角蛋白，相邻表皮可见棘层松解和基底层上绒毛形成

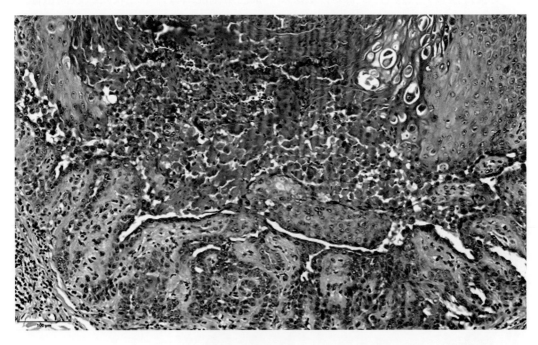

▲ 病理学特征：角蛋白碎片内可见圆体和谷粒，下方及相邻表皮可见棘层松解及基底层上绒毛形成

│ 临床要点 │

▶ 疣状角化不良瘤（warty dyskeratoma）是一种罕见的皮肤良性肿瘤。

▶ 多发生于中年人。

▶ 好发部位为日光暴露部位，如头颈部，偶见于躯干和四肢，也可见于甲下、口腔黏膜及外阴黏膜。

▶ 临床表现为孤立的褐红色或棕红色丘疹或结节，中央凹陷，并有一柔软的黄色角质栓。剥除角栓后呈脐窝状凹陷。

▶ 质硬，表面粗糙，有时可见出血。

▶ 组织病理：高度扩张的杯状或囊性皮损内充满了角蛋白碎片，常与毛囊相关。浅表的角蛋白碎片里有圆体和谷粒，相邻及深层表皮伴有明显的棘层松解和基底层上绒毛形成。下方真皮可见淋巴细胞和组织细胞浸润，有时也见浆细胞。

▶ 本病组织病理上可分为杯状型、囊肿型和结节型。

（北京医院皮肤科　张航　常建民）